DIE WELT DER PIZZA: INTERNATIONALE REZEPTE ZUM GENIESSEN

Meisterwerke der Pizzakunst

Einführung

Die Geschichte der Pizza

Die Pizza, wie wir sie heute kennen, hat ihre Wurzeln tief in der Geschichte, die bis ins antike Griechenland, Ägypten und Rom reicht. Dort aßen die Menschen flache Brote mit verschiedenen Belägen. Die moderne Pizza, die ihren Ursprung in Neapel hat, entstand jedoch erst im 18. Jahrhundert. Ursprünglich war sie ein Gericht für die armen Leute, das auf den Straßen verkauft wurde. Die klassische Pizza Margherita, belegt mit Tomaten, Mozzarella und Basilikum, wurde der Legende nach 1889 von Pizzabäcker Raffaele Esposito kreiert, um die italienische Königin Margherita zu ehren – ihre Farben repräsentieren die italienische Flagge.

Die Kunst des Pizzabackens

Pizzabacken ist eine Kunstform, die Präzision, Geduld und Leidenschaft erfordert. Von der Auswahl der Zutaten bis zur Technik des Backens – jeder Schritt ist entscheidend für das Endergebnis. Der Teig, das Herzstück jeder Pizza, muss die perfekte Balance zwischen Knusprigkeit und Fluffigkeit haben. Das Geheimnis liegt in der langsamen Gärung, oft über Nacht, was dem Teig Zeit gibt, sein volles Aroma zu entwickeln. Der Backvorgang selbst erfordert hohe Temperaturen, typischerweise in einem Steinofen, um die charakteristische knusprige Kruste zu erzielen.

Grundlagen: Teige und Saucen

Der Teig kann je nach Region variieren – von dünn und knusprig bis dick und fluffig. Die Zutaten sind in der Regel einfach: Mehl, Wasser, Hefe und Salz. Doch die Proportionen und die Knettechnik können das Ergebnis stark beeinflussen. Ebenso ist die Sauce ein fundamentaler Bestandteil, der die Pizza zum Leben erweckt. Während einige Puristen eine einfache Tomatensauce bevorzugen, gibt es eine unendliche Vielfalt an Saucen, von cremigen weißen Saucen bis hin zu innovativen Kreationen mit Pesto oder sogar Kürbis.

Insgesamt bietet die Pizza eine Leinwand für Kreativität und Geschmack, eine, die von Generation zu Generation weitergegeben und immer wieder neu erfunden wird. Die Welt der Pizza ist ein Spiegelbild der kulturellen Vielfalt und ein universelles Symbol für Genuss und Gemeinschaft.

Pizza Quattro Stagioni: Vier Jahreszeiten

*Zutaten: *

- 1 Pizzateig (ca. 250 g)
- 80 ml Tomatensauce
- 100 g Mozzarella, zerrissen oder in Scheiben
- 4 Artischockenherzen, geviertelt
- 50 g Schinken, in Streifen
- 100 g frische Champignons, in Scheiben
- 20 g schwarze Oliven, entsteint

*Zubereitung: *

1. Den Pizzateig ausrollen und auf ein Backblech oder Pizzastein legen.
2. Die Tomatensauce gleichmäßig auf dem Teig verteilen.
3. Den Mozzarella auf der Sauce verteilen.
4. Die Pizza in vier Sektoren teilen: Artischocken auf einen Quadranten, Schinken auf den nächsten, dann die Pilze und zuletzt die Oliven.
5. Bei 250°C ca. 10-15 Minuten backen, bis der Käse geschmolzen und der Teig goldbraun ist.

Pizza Capricciosa: Der bunte Mix

***Zutaten:* **

- 1 Pizzateig (ca. 250 g)
- 80 ml Tomatensauce
- 100 g Mozzarella, zerrissen oder in Scheiben
- 50 g Schinken, in Streifen
- 100 g Champignons, in Scheiben
- 4 Artischockenherzen, geviertelt
- 20 g schwarze Oliven
- 1 EL Kapern

***Zubereitung:* **

1. Teig ausrollen und auf ein Backblech legen.
2. Tomatensauce auf dem Teig verteilen und mit Mozzarella belegen.
3. Schinken, Champignons, Artischocken, Oliven und Kapern gleichmäßig darauf verteilen.
4. Im vorgeheizten Ofen bei 250°C 10-15 Minuten backen.

Pizza Quattro Formaggi: Vier Käsesorten

***Zutaten:* **

- 1 Pizzateig (ca. 250 g)
- 80 ml Tomatensauce
- 50 g Mozzarella
- 50 g Gorgonzola
- 50 g Fontina oder Provolone
- 30 g Parmesan, gerieben

*Zubereitung: *

1. Teig ausbreiten und mit Tomatensauce bestreichen.

2. Alle vier Käsesorten auf der Pizza verteilen.

3. Bei 250°C 10-15 Minuten backen, bis der Käse schmilzt und leicht bräunt.

Pizza al Pesto: Genueser Art

***Zutaten: ***

- 1 Pizzateig (ca. 250 g)
- 3-4 EL Pesto Genovese
- 100 g Mozzarella
- 1 EL Pinienkerne (optional)
- Eine Handvoll frischer Rucola (nach dem Backen)

*Zubereitung: *

1. Teig ausrollen, mit Pesto bestreichen.

2. Mozzarella darauf verteilen, optional mit Pinienkernen bestreuen.

3. Backen bei 250°C für 10-15 Minuten.

4. Mit frischem Rucola garnieren.

Pizza mit Trüffeln: Luxus auf der Zunge

*Zutaten: *

- 1 Pizzateig (ca. 250 g)

- 3-4 EL Crème fraîche oder Trüffelcreme

- 100 g Mozzarella

- 10-20 g frische Trüffelscheiben

- 1-2 EL Trüffelöl

- Salz und Pfeffer

Zubereitung: *

1. Teig ausbreiten, mit Crème fraîche oder Trüffelcreme bestreichen.

2. Mozzarella darüber verteilen.

3. Bei 250°C 10-15 Minuten backen.

4. Nach dem Backen mit frischen Trüffelscheiben und Trüffelöl garnieren, mit Salz und Pfeffer würzen.

Calzone: Gefüllte Pizza

*Zutaten: *

- 1 Pizzateig (ca. 250 g)

- 80 ml Tomatensauce

- 100 g Mozzarella, zerrissen oder in Scheiben

- 50 g Ricotta

- 50 g gekochter Schinken, in Würfel geschnitten

- 1 Handvoll Pilze, geschnitten

- 1 Ei (für die Eiwaschung)

*Zubereitung: *

1. Teig ausrollen und eine Hälfte mit Tomatensauce, Mozzarella, Ricotta, Schinken und Pilzen belegen, dabei einen Rand lassen.

2. Die andere Teighälfte darüberklappen und die Ränder festdrücken.

3. Die Oberseite mit verquirltem Ei bestreichen.

4. Bei 220°C 15-20 Minuten backen, bis der Calzone goldbraun ist.

Pizza alla Diavola: Feurig scharf

***Zutaten: ***

- 1 Pizzateig (ca. 250 g)

- 80 ml scharfe Tomatensauce

- 100 g Mozzarella, in Scheiben

- 50 g scharfe Salami, in Scheiben

- 1 kleine rote Chili, in Ringe geschnitten

- Einige schwarze Oliven

*Zubereitung: *

1. Teig ausrollen, mit scharfer Tomatensauce bestreichen.

2. Mit Mozzarella, Salami, Chili und Oliven belegen.

3. Bei 250°C 10-15 Minuten backen, bis der Käse geschmolzen ist.

Pizza Frutti di Mare: Meeresfrüchtezauber

*Zutaten: *

- 1 Pizzateig (ca. 250 g)

- 80 ml Tomatensauce

- 100 g Mozzarella, in Scheiben

- 150 g gemischte Meeresfrüchte (z.B. Garnelen, Tintenfischringe, Muscheln)

- 2 Knoblauchzehen, fein gehackt

- Petersilie, gehackt

*Zubereitung: *

1. Teig ausrollen, mit Tomatensauce bestreichen.

2. Mozzarella und Meeresfrüchte darauf verteilen.

3. Mit Knoblauch und Petersilie bestreuen.

4. Bei 250°C 10-15 Minuten backen.

Pizza mit Büffelmozzarella: Cremiger Genuss

*Zutaten: *

- 1 Pizzateig (ca. 250 g)

- 80 ml Tomatensauce

- 100-150 g Büffelmozzarella, in Scheiben

- Frische Basilikumblätter

- Salz und Pfeffer

*Zubereitung: *

1. Teig ausrollen, mit Tomatensauce bestreichen.

2. Büffelmozzarella darauf verteilen, mit Basilikum garnieren.

3. Mit Salz und Pfeffer würzen.

4. Bei 250°C 10-15 Minuten backen, bis der Käse schmilzt.

Pizza al Prosciutto: Mit Schinken

*Zutaten: *

- 1 Pizzateig (ca. 250 g)

- 80 ml Tomatensauce

- 100 g Mozzarella, in Scheiben

- 80-100 g Prosciutto, in Scheiben

- Einige Rucolablätter

- Parmesanspäne

*Zubereitung: *

1. Teig ausrollen, mit Tomatensauce bestreichen und Mozzarella darauf verteilen.

2. Bei 250°C 10-15 Minuten backen.

3. Nach dem Backen den Prosciutto und Rucola darauflegen und mit Parmesanspänen garnieren.

Pizza Funghi: Pilzliebe

***Zutaten:** *

- 1 Pizzateig (ca. 250 g)

- 80 ml Tomatensauce

- 100 g Mozzarella, in Scheiben

- 200 g frische Champignons, in Scheiben

- 2 Knoblauchzehen, fein gehackt

- Einige Thymianblätter

- Olivenöl

***Zubereitung:** *

1. Teig ausrollen und mit Tomatensauce bestreichen.

2. Mozzarella, Pilze und Knoblauch gleichmäßig darauf verteilen.

3. Mit Thymian bestreuen und leicht mit Olivenöl beträufeln.

4. Bei 250°C 10-15 Minuten backen, bis der Käse schmilzt und die Pilze goldbraun sind.

Pizza Bianca: Ohne Tomatensauce

***Zutaten:** *

- 1 Pizzateig (ca. 250 g)

- 150 g Mozzarella, in Scheiben

- 2 Knoblauchzehen, in dünne Scheiben geschnitten

- Rosmarin

- Grobes Meersalz

- Olivenöl

*Zubereitung: *

1. Teig ausrollen und mit Olivenöl bestreichen.

2. Mozzarella, Knoblauchscheiben und Rosmarin darauf verteilen.

3. Mit grobem Meersalz bestreuen.

4. Bei 250°C 10-15 Minuten backen, bis der Rand goldbraun ist.

Pizza mit Rucola und Parmaschinken

***Zutaten: ***

- 1 Pizzateig (ca. 250 g)

- 80 ml Tomatensauce

- 100 g Mozzarella, in Scheiben

- 80-100 g Parmaschinken

- Eine Handvoll Rucola

- Parmesanspäne

- Balsamico-Reduktion (optional)

*Zubereitung: *

1. Teig ausrollen und mit Tomatensauce bestreichen, Mozzarella darauf verteilen.

2. Bei 250°C 10-15 Minuten backen.

3. Nach dem Backen mit Parmaschinken und Rucola belegen, Parmesanspäne darüberstreuen.

4. optional mit Balsamico-Reduktion beträufeln.

Focaccia: Der pizzaverwandte Fladen

***Zutaten: ***

- 500 g Mehl
- 300 ml lauwarmes Wasser
- 10 g Salz
- 7 g Trockenhefe
- Olivenöl
- Rosmarin
- Grobes Meersalz

*Zubereitung: *

1. Mehl, Wasser, Salz und Hefe zu einem Teig verkneten und gehen lassen, bis er sich verdoppelt hat.

2. Den Teig auf ein geöltes Backblech geben und flach drücken.

3. Mit den Fingern Dellen in den Teig drücken, mit Olivenöl beträufeln.

4. Mit Rosmarin und Meersalz bestreuen.

5. Bei 200°C 20-25 Minuten backen, bis sie goldbraun ist.

Pizzette: Kleine Pizzen für zwischendurch

***Zutaten: ***

- Pizzateig (ca. 500 g)
- Tomatensauce
- Mozzarella
- Beliebige Toppings (Salami, Pilze, Paprika, etc.)

*Zubereitung: *

1. Teig ausrollen und kleine Kreise (ca. 10-15 cm Durchmesser) ausstechen.

2. Jede kleine Pizza mit Tomatensauce bestreichen, mit Mozzarella und gewählten Toppings belegen.

3. Bei 250°C 5-10 Minuten backen, bis der Käse schmilzt und der Teig knusprig ist.

Pizza Rustica: Die rustikale Variante

***Zutaten: ***

- 1 Pizzateig (ca. 250 g)
- 100 ml Tomatensauce
- 150 g Mozzarella, in Scheiben
- 100 g italienische Salami, in Scheiben
- 1 kleine rote Zwiebel, in Ringe geschnitten
- 1 rote Paprika, in Streifen geschnitten
- Einige schwarze Oliven
- Oregano

*Zubereitung: *

1. Teig ausrollen und mit Tomatensauce bestreichen.

2. Mit Mozzarella, Salami, Zwiebelringen, Paprikastreifen und Oliven belegen.

3. Mit Oregano bestreuen.

4. Bei 220°C 15-20 Minuten backen, bis der Käse schmilzt und der Rand knusprig ist.

Pizza al Taglio: Pizza vom Blech

***Zutaten:* ***

- 500 g Pizzateig

- 200 ml Tomatensauce

- 200 g Mozzarella, gerieben oder in Scheiben

- Beliebige Toppings (z.B. Schinken, Artischocken, Pilze)

*Zubereitung: *

1. Teig gleichmäßig auf einem geölten Backblech ausbreiten.

2. Mit Tomatensauce bestreichen und mit Mozzarella und anderen Toppings belegen.

3. Bei 220°C 15-25 Minuten backen, bis der Teig goldbraun und knusprig ist.

4. In Quadrate oder Rechtecke schneiden und servieren.

Pizza mit Salsiccia: Würzige italienische Wurst

***Zutaten:** *

- 1 Pizzateig (ca. 250 g)
- 100 ml Tomatensauce
- 100 g Mozzarella, in Scheiben
- 100 g Salsiccia (italienische Wurst), in Scheiben oder zerbröselt
- Fenchelsamen (optional)

*Zubereitung: *

1. Teig ausrollen und mit Tomatensauce bestreichen.
2. Mit Mozzarella und Salsiccia belegen.
3. optional mit Fenchelsamen bestreuen.
4. Bei 250°C 10-15 Minuten backen.

Pizza mit Gorgonzola: Pikant und cremig

***Zutaten:** *

- 1 Pizzateig (ca. 250 g)
- 100 ml Tomatensauce
- 100 g Mozzarella, in Scheiben
- 100 g Gorgonzola, zerbröckelt
- Walnüsse, grob gehackt (optional)
- Birnenscheiben (optional)

*Zubereitung: *

1. Teig ausrollen und mit Tomatensauce bestreichen.

2. Mit Mozzarella, Gorgonzola und optional mit Birnenscheiben und Walnüssen belegen.

3. Bei 250°C 10-15 Minuten backen, bis der Käse schmilzt.

Pizza Napoletana vs. Pizza Romana

*<u>**Unterschiede**</u>: *

- **Teig**: Napoletana hat einen dickeren, luftigeren Rand (Cornicione), während Romana dünner und knuspriger ist.

- **Backtemperatur**: Napoletana wird bei höheren Temperaturen (über 430°C) für kurze Zeit gebacken, Romana bei niedrigeren Temperaturen für etwas länger.

- **Größe**: Napoletana ist in der Regel kleiner und für eine Person gedacht, Romana ist größer und oft rechteckig zum Teilen.

- **Belag**: Beide Pizzen können ähnliche Beläge haben, aber die Zubereitungsart und die Konsistenz des Teigs schaffen ein unterschiedliches Geschmackserlebnis.

Pizza mit Artischocken: Carciofi auf Italienisch

*Zutaten: *

- 1 Pizzateig (ca. 250 g)
- 100 ml Tomatensauce
- 150 g Mozzarella, in Scheiben
- 200 g marinierte Artischockenherzen, abgetropft und geviertelt
- 2 Knoblauchzehen, fein gehackt
- Einige Basilikumblätter
- Olivenöl

*Zubereitung: *

1. Teig ausrollen und mit Tomatensauce bestreichen.
2. Mit Mozzarella, Artischocken und Knoblauch belegen.
3. Vor dem Backen mit etwas Olivenöl beträufeln und mit Basilikum garnieren.
4. Bei 220°C 15-20 Minuten backen.

Panzerotti: Gefüllte Teigtaschen

*Zutaten: *

- 500 g Pizzateig
- 200 g Mozzarella, gewürfelt
- 100 g gekochter Schinken, gewürfelt
- 150 g Tomatensauce
- Salz und Pfeffer
- Öl zum Frittieren

*Zubereitung: *

1. Teig ausrollen und Kreise (ca. 10 cm Durchmesser) ausstechen.
2. Jeden Kreis mit Tomatensauce, Mozzarella und Schinken belegen, dabei die Ränder frei lassen.
3. Ränder zusammendrücken, um die Füllung zu versiegeln.
4. In heißem Öl frittieren, bis sie goldbraun sind.

Pizza Fritta: Frittierte Pizza

*Zutaten: *

- 500 g Pizzateig
- 200 g Mozzarella, in Scheiben
- 150 g Tomatensauce
- 100 g Salami, in Scheiben
- Ricotta (optional)
- Öl zum Frittieren

*Zubereitung: *

1. Teig ausrollen und in Scheiben schneiden.

2. Mit Tomatensauce, Mozzarella und Salami belegen, optional Ricotta hinzufügen.

3. Teigscheiben zusammenklappen und Ränder gut verschließen.

4. In heißem Öl frittieren, bis sie goldbraun und knusprig sind.

Pizza mit Kartoffeln: Erdiger Belag

**Zutaten: **

- 1 Pizzateig (ca. 250 g)

- 2-3 mittelgroße Kartoffeln, in dünne Scheiben geschnitten

- 100 g Mozzarella, in Scheiben

- Rosmarin

- Salz und Pfeffer

- Olivenöl

*Zubereitung: *

1. Teig ausrollen und mit einer Schicht dünn geschnittener Kartoffeln belegen.

2. Mit Mozzarella, Rosmarin, Salz und Pfeffer bestreuen.

3. Mit Olivenöl beträufeln.

4. Bei 220°C 20-25 Minuten backen, bis die Kartoffeln weich sind.

Pizza ai Quattro Salumi: Vierfacher Wurstgenuss

***Zutaten:** *

- 1 Pizzateig (ca. 250 g)
- 100 ml Tomatensauce
- 150 g Mozzarella, in Scheiben
- 50 g Salami, in Scheiben
- 50 g Soppressata, in Scheiben
- 50 g Prosciutto, in Streifen
- 50 g Capicola, in Scheiben

*Zubereitung: *

1. Teig ausrollen und mit Tomatensauce bestreichen.
2. Mit Mozzarella und den vier Wurstsorten belegen.
3. Bei 220°C 15-20 Minuten backen, bis der Käse geschmolzen und der Rand knusprig ist.

Pizza mit Feigen und Speck: Süß trifft salzig

***Zutaten:** *

- 1 Pizzateig (ca. 250 g)
- 100 g Mozzarella, in Scheiben
- 6 frische Feigen, in Scheiben
- 100 g Speck, in dünne Streifen geschnitten
- Honig (zum Beträufeln)
- Frischer Thymian

*Zubereitung: *

1. Teig ausrollen und mit Mozzarella belegen.
2. Feigenscheiben und Speckstreifen darauf verteilen.
3. Bei 220°C 10-15 Minuten backen, bis der Speck knusprig ist.
4. Vor dem Servieren mit Honig beträufeln und Thymian bestreuen.

Pizza all'Ortolana: Gemüsegarten

***Zutaten:** *

- 1 Pizzateig (ca. 250 g)
- 100 ml Tomatensauce
- 100 g Mozzarella, in Scheiben
- 1 kleine Zucchini, in Scheiben
- 1 kleine Aubergine, in Scheiben
- 1 rote Paprika, in Streifen
- Einige Champignons, in Scheiben
- Olivenöl
- Oregano

*Zubereitung: *

1. Teig ausrollen, mit Tomatensauce bestreichen und Mozzarella darauf verteilen.
2. Zucchini, Aubergine, Paprika und Champignons gleichmäßig darauflegen.
3. Mit Olivenöl beträufeln und Oregano bestreuen.
4. Bei 220°C 15-20 Minuten backen.

Pizza mit Kürbis: Herbstliche Aromen

***Zutaten:** *

- 1 Pizzateig (ca. 250 g)

- 200 g Kürbispüree als Basis

- 100 g Mozzarella, in Scheiben

- 100 g Ziegenkäse, zerkrümelt

- 1 kleine rote Zwiebel, in dünne Ringe geschnitten

- Salbei

*Zubereitung: *

1. Teig ausrollen und mit Kürbispüree bestreichen.

2. Mozzarella, Ziegenkäse und rote Zwiebel darauf verteilen.

3. Mit Salbeiblättern garnieren.

4. Bei 220°C 15-20 Minuten backen.

Pizza ai Frutti di Bosco: Mit Waldbeeren

***Zutaten:** *

- 1 Pizzateig (ca. 250 g)

- 100 g Mascarpone als Basis

- Eine Mischung aus Waldbeeren (Himbeeren, Blaubeeren, Brombeeren), ca. 200 g

- Puderzucker zum Bestäuben

- Frische Minze für die Garnierung

*Zubereitung: *

1. Teig ausrollen und mit Mascarpone bestreichen.

2. Waldbeeren darauf verteilen.

3. Bei 200°C 10-15 Minuten backen.

4. Mit Puderzucker bestäuben und mit Minze garnieren.

Pizza mit Pistazien: Nussiger Twist

*Zutaten: *

- 1 Pizzateig (ca. 250 g)

- 100 g Ricotta als Basis

- 100 g Mozzarella, in Scheiben

- 50 g Pistazien, grob gehackt

- Honig (zum Beträufeln)

- Rucola für die Garnierung

*Zubereitung: *

1. Teig ausrollen, mit Ricotta bestreichen und Mozzarella darauf verteilen.

2. Gehackte Pistazien darüberstreuen.

3. Bei 220°C 10-15 Minuten backen, bis der Käse schmilzt.

4. Vor dem Servieren mit Honig beträufeln und mit Rucola garnieren.

Pizza mit Ziegenkäse und Honig

*Zutaten: *

- 1 Pizzateig (ca. 250 g)

- 100 g Ziegenkäse, zerbröckelt

- 100 g Mozzarella, in Scheiben

- Walnüsse, grob gehackt (optional)

- Honig zum Beträufeln

- Frischer Thymian oder Rosmarin

*Zubereitung: *

1. Teig ausrollen und mit Mozzarella belegen.

2. Ziegenkäse und optional Walnüsse darüber verteilen.

3. Bei 220°C 10-15 Minuten backen, bis der Käse schmilzt.

4. Nach dem Backen mit Honig beträufeln und mit Thymian oder Rosmarin garnieren.

Pizza Tartufo: Mit Trüffelcreme

*Zutaten: *

- 1 Pizzateig (ca. 250 g)

- 100 g Trüffelcreme oder Trüffelpesto als Basis

- 100 g Mozzarella, in Scheiben

- Frische Trüffelscheiben oder Trüffelöl zum Garnieren

- Frisch geriebener Parmesan

*Zubereitung: *

1. Teig ausrollen und mit Trüffelcreme bestreichen.

2. Mozzarella darauf verteilen.

3. Bei 220°C 10-15 Minuten backen, bis der Käse schmilzt.

4. Mit frischen Trüffelscheiben oder Trüffelöl und Parmesan garnieren.

Pizza mit Auberginen: Melanzane auf Italienisch

***Zutaten: ***

- 1 Pizzateig (ca. 250 g)

- 100 ml Tomatensauce

- 100 g Mozzarella, in Scheiben

- 1 mittelgroße Aubergine, in dünne Scheiben geschnitten und leicht angebraten

- Frisches Basilikum

- Parmesan, gerieben

*Zubereitung: *

1. Teig ausrollen und mit Tomatensauce bestreichen.

2. Mit Mozzarella und Auberginenscheiben belegen.

3. Bei 220°C 15-20 Minuten backen.

4. Mit frischem Basilikum und Parmesan garnieren.

Pizza alla Pala: Auf dem Holzbrett serviert

***Zutaten:* **

- 1 länglicher Pizzateig (ca. 400 g)

- 200 ml Tomatensauce

- 200 g Mozzarella, in Scheiben

- Beliebige Toppings nach Wahl

*Zubereitung: *

1. Teig ausrollen und auf ein großes Holzbrett oder ein entsprechendes Backblech legen.

2. Mit Tomatensauce bestreichen und Mozzarella sowie weitere Toppings darauf verteilen.

3. Bei 220°C 15-20 Minuten backen.

4. Auf dem Holzbrett servieren, in Streifen geschnitten.

Pizza al Salmone: Mit Lachs

***Zutaten:* **

- 1 Pizzateig (ca. 250 g)

- 100 g Crème fraîche als Basis

- 100 g Mozzarella, in Scheiben

- 100-150 g geräucherter Lachs, in Scheiben

- Einige Kapern

- Dill oder Schnittlauch zum Garnieren

*Zubereitung: *

1. Teig ausrollen und mit Crème fraîche bestreichen.

2. Mozzarella darauf verteilen und backen bei 220°C für 10-15 Minuten.

3. Nach dem Backen den geräucherten Lachs und Kapern darauf verteilen.

4. Mit Dill oder Schnittlauch garnieren.

Pizza al Carpaccio: Mit hauchdünnem Rindfleisch

***Zutaten: ***

- 1 Pizzateig (ca. 250 g)
- 100 g Crème fraîche oder Trüffelcreme als Basis
- 100 g Mozzarella, in Scheiben
- 100 g Rinder-Carpaccio, hauchdünn geschnitten
- Rucola
- Parmesan, in Spänen
- Kapern (optional)

***Zubereitung: ***

1. Teig ausrollen und mit Crème fraîche oder Trüffelcreme bestreichen.

2. Mozzarella darauf verteilen und bei 220°C 10-15 Minuten backen, bis der Käse schmilzt.

3. Nach dem Backen das Rinder-Carpaccio darauflegen.

4. Mit Rucola, Parmesanspänen und optional Kapern garnieren.

Pizza mit Radicchio: Bitter und gut

*Zutaten: *

- 1 Pizzateig (ca. 250 g)

- 100 ml Tomatensauce

- 100 g Mozzarella, in Scheiben

- 150 g Radicchio, in Streifen geschnitten

- Walnüsse, grob gehackt (optional)

- Gorgonzola oder Ziegenkäse (optional)

*Zubereitung: *

1. Teig ausrollen und mit Tomatensauce bestreichen.

2. Mozzarella und Radicchio darauf verteilen.

3. optional mit Walnüssen und Gorgonzola oder Ziegenkäse bestreuen.

4. Bei 220°C 15-20 Minuten backen.

Pizza al Gorgonzola e Pere: Birne trifft Käse

*Zutaten: *

- 1 Pizzateig (ca. 250 g)

- 100 g Gorgonzola, zerkrümelt

- 1 reife Birne, in dünne Scheiben geschnitten

- 100 g Mozzarella, in Scheiben

- Walnüsse, gehackt (optional)

*Zubereitung: *

1. Teig ausrollen und mit Mozzarella belegen.

2. Gorgonzola und Birnenscheiben darauf verteilen.

3. Optional mit gehackten Walnüssen bestreuen.

4. Bei 220°C 10-15 Minuten backen, bis der Käse schmilzt.

Pizza mit Spargel: Frühlingsbote

***Zutaten: ***

- 1 Pizzateig (ca. 250 g)

- 100 ml Crème fraîche oder Ricotta als Basis

- 100 g Mozzarella, in Scheiben

- 200 g grüner Spargel, geputzt und blanchiert

- Parmesan, gerieben

- Zitronenzesten (optional)

*Zubereitung: *

1. Teig ausrollen und mit Crème fraîche oder Ricotta bestreichen.

2. Mozzarella und Spargel darauf verteilen.

3. Mit Parmesan bestreuen und optional Zitronenzesten hinzufügen.

4. Bei 220°C 15-20 Minuten backen.

Pizza alla Bresaola: Luftgetrocknetes Rindfleisch

***Zutaten: ***

- 1 Pizzateig (ca. 250 g)
- 100 g Crème fraîche als Basis
- 100 g Mozzarella, in Scheiben
- 100 g Bresaola, in Scheiben
- Rucola
- Parmesan, in Spänen
- Zitronensaft (optional)

*Zubereitung: *

1. Teig ausrollen und mit Crème fraîche bestreichen.
2. Mozzarella darauf verteilen und bei 220°C 10-15 Minuten backen.
3. Nach dem Backen mit Bresaola belegen.
4. Mit Rucola und Parmesanspänen garnieren und optional mit ein paar Tropfen Zitronensaft beträufeln.

Pizza alla Bresaola: Luftgetrocknetes Rindfleisch

***Zutaten: ***

- 1 Pizzateig (ca. 250 g)
- 100 g Crème fraîche
- 100 g Mozzarella, in Scheiben
- 100 g Bresaola, in Scheiben
- Eine Handvoll Rucola
- Parmesanspäne
- Zitronensaft (optional)

*Zubereitung: *

1. Teig ausrollen und mit Crème fraîche bestreichen.
2. Mozzarella darauf verteilen und bei 220°C 10-15 Minuten backen, bis der Käse schmilzt.
3. Nach dem Backen mit Bresaola belegen und Rucola sowie Parmesanspäne darüberstreuen.
4. Optional mit einigen Tropfen Zitronensaft beträufeln.

Pizza con Nduja: Scharfe Wurst aus Kalabrien

*Zutaten: *

- 1 Pizzateig (ca. 250 g)
- 100 ml Tomatensauce
- 100 g Mozzarella, in Scheiben
- 70 g Nduja, verteilt in Klecksen
- Rote Zwiebel, in dünne Ringe geschnitten (optional)

*Zubereitung: *

1. Teig ausrollen und mit Tomatensauce bestreichen.
2. Mozzarella und Nduja darauf verteilen.
3. Optional rote Zwiebelringe hinzufügen.
4. Bei 220°C 10-15 Minuten backen, bis die Ränder goldbraun sind.

Pizza ai Porcini: Mit Steinpilzen

*Zutaten: *

- 1 Pizzateig (ca. 250 g)
- 100 ml Tomatensauce
- 100 g Mozzarella, in Scheiben
- 150 g frische Porcini (Steinpilze), in Scheiben
- Knoblauch, fein gehackt
- Petersilie, gehackt

*Zubereitung: *

1. Teig ausrollen und mit Tomatensauce bestreichen.

2. Mozzarella, Porcini und Knoblauch darauf verteilen.

3. Bei 220°C 10-15 Minuten backen.

4. Vor dem Servieren mit Petersilie bestreuen.

Pizza mit Ricotta: Frischer Käsebelag

***Zutaten: ***

- 1 Pizzateig (ca. 250 g)
- 150 g Ricotta
- 100 g Mozzarella, in Scheiben
- Frische Kräuter wie Basilikum oder Thymian
- Salz und Pfeffer

*Zubereitung: *

1. Teig ausrollen und mit Ricotta bestreichen.

2. Mit Mozzarella belegen und mit frischen Kräutern, Salz und Pfeffer würzen.

3. Bei 220°C 10-15 Minuten backen.

Pizza al Tonno: Mit Thunfisch

***Zutaten: ***

- 1 Pizzateig (ca. 250 g)
- 100 ml Tomatensauce
- 100 g Mozzarella, in Scheiben
- 100 g Thunfisch aus der Dose, abgetropft
- Rote Zwiebel, in dünne Ringe geschnitten
- Kapern (optional)

*Zubereitung: *

1. Teig ausrollen und mit Tomatensauce bestreichen.
2. Mit Mozzarella, Thunfisch und roten Zwiebelringen belegen.
3. Optional Kapern hinzufügen.
4. Bei 220°C 10-15 Minuten backen.

Pizza mit Walnüssen: Knackiger Zusatz

***Zutaten: ***

- 1 Pizzateig (ca. 250 g)
- 100 g Gorgonzola oder anderer Blauschimmelkäse, zerkrümelt
- 100 g Mozzarella, in Scheiben
- 50 g Walnüsse, grob gehackt
- Birnenscheiben (optional)

*Zubereitung: *

1. Teig ausrollen und mit Mozzarella belegen.

2. Gorgonzola, Walnüsse und optional Birnenscheiben darauf verteilen.

3. Bei 220°C 10-15 Minuten backen, bis der Käse schmilzt und die Nüsse geröstet sind.

New York-Style Pizza: Dünn und knusprig

***Zutaten: ***

- 1 Pizzateig (dünn ausgerollt, ca. 300 g)

- 150 ml Tomatensauce

- 200 g geriebener Mozzarella

- 50 g Pepperoni-Scheiben

*Zubereitung: *

1. Teig dünn ausrollen und auf ein großes Backblech legen.

2. Mit Tomatensauce bestreichen und Mozzarella gleichmäßig darauf verteilen.

3. Pepperoni-Scheiben auf der Pizza anordnen.

4. Bei 250°C 10-15 Minuten backen, bis der Rand knusprig und goldbraun ist.

Chicago-Style Deep Dish: Herzhaft und gefüllt

***Zutaten:** *

- 1 dicker Pizzateig (ca. 400 g)

- 200 ml Tomatensauce

- 300 g geriebener Mozzarella

- 150 g italienische Wurst, angebraten und zerkrümelt

- 1 grüne Paprika, in Streifen

*Zubereitung: *

1. Teig in eine tiefe, runde Pfanne geben, den Rand hochziehen.

2. Zuerst Mozzarella, dann Wurst und Paprika einfüllen.

3. Mit Tomatensauce bedecken.

4. Bei 200°C 25-30 Minuten backen.

Kalifornische Pizza: Kreativ und frisch

***Zutaten:** *

- 1 Pizzateig (ca. 250 g)

- 100 ml Crème fraîche oder Pesto als Basis

- 100 g geriebener Mozzarella

- 50 g Ziegenkäse, zerbröckelt

- 100 g frischer Spinat

- 1 Handvoll Artischockenherzen, geviertelt

- Sonnengetrocknete Tomaten

*Zubereitung: *

1. Teig ausrollen und mit Crème fraîche oder Pesto bestreichen.

2. Mit Mozzarella, Ziegenkäse, Spinat, Artischocken und Tomaten belegen.

3. Bei 220°C 15-20 Minuten backen.

Detroit-Style Pizza: Quadratisch und käsig

***Zutaten: ***

- 1 dicker, rechteckiger Pizzateig (ca. 400 g)

- 150 ml Tomatensauce

- 250 g geriebener Mozzarella

- 50 g geriebener Cheddar

- 100 g Pepperoni-Scheiben

*Zubereitung: *

1. Teig in ein rechteckiges, geöltes Backblech drücken.

2. Mit Käse belegen, dann Pepperoni darauf verteilen.

3. Tomatensauce in Streifen darübergeben.

4. Bei 220°C 15-20 Minuten backen.

St. Louis Pizza: Knusprig und mit Provel-Käse

Zutaten:

- 1 dünner Pizzateig (ca. 250 g)
- 150 ml Tomatensauce
- 200 g Provel-Käse, gerieben
- 50 g italienische Salami, in Scheiben

Zubereitung:

1. Teig dünn ausrollen und auf ein Backblech legen.
2. Mit Tomatensauce bestreichen, Provel-Käse und Salami darauf verteilen.
3. Bei 220°C 10-15 Minuten backen, bis der Käse schmilzt und der Rand knusprig ist.

Hawaiianische Pizza: Süß mit Ananas

Zutaten:

- 1 Pizzateig (ca. 250 g)
- 150 ml Tomatensauce
- 200 g geriebener Mozzarella
- 100 g gekochter Schinken, in Würfel geschnitten
- 100 g Ananasstücke

*Zubereitung: *

1. Teig ausrollen und auf ein Backblech legen.

2. Mit Tomatensauce bestreichen und mit Mozzarella bestreuen.

3. Schinken und Ananas gleichmäßig darauf verteilen.

4. Bei 220°C 10-15 Minuten backen, bis der Käse schmilzt und der Teig knusprig ist.

New Haven-Style Pizza: "Apizza" mit Muscheln

*Zutaten: *

- 1 Pizzateig (dünn, ca. 250 g)

- 150 g frische Muscheln, gereinigt und von der Schale befreit

- Knoblauch, fein gehackt

- Olivenöl

- Petersilie, gehackt

- Pecorino Romano, gerieben

*Zubereitung: *

1. Teig ausrollen und auf ein Backblech legen.

2. Mit Olivenöl bestreichen und Knoblauch darauf verteilen.

3. Muscheln gleichmäßig darauflegen.

4. Mit Petersilie bestreuen und Pecorino darübergeben.

5. Bei 250°C 10-15 Minuten backen.

Buffalo Chicken Pizza: Scharf und würzig

***Zutaten:** *

- 1 Pizzateig (ca. 250 g)

- 150 ml Ranch-Dressing oder Blauschimmelkäse-Dressing als Basis

- 200 g Hähnchenbrust, gekocht und in Buffalo-Sauce mariniert

- 150 g geriebener Mozzarella

- Rote Zwiebel, in Ringe geschnitten

- Gehackte Frühlingszwiebeln zum Garnieren

*Zubereitung: *

1. Teig ausrollen und mit Ranch- oder Blauschimmelkäse-Dressing bestreichen.

2. Mit Mozzarella bestreuen, Hähnchen und Zwiebelringe darauf verteilen.

3. Bei 220°C 10-15 Minuten backen.

4. Mit Frühlingszwiebeln garnieren.

Philly Cheese Steak Pizza: Fleischig und käsig

Zutaten:

- 1 Pizzateig (ca. 250 g)
- 150 g dünne Steakstreifen
- 1 grüne Paprika, in Streifen
- 1 Zwiebel, in Ringe geschnitten
- 200 g Provolone oder Mozzarella, gerieben
- Olivenöl

Zubereitung:

1. Teig ausrollen und leicht mit Olivenöl bestreichen.
2. Steakstreifen, Paprika und Zwiebel auf dem Teig verteilen.
3. Mit Käse bestreuen.
4. Bei 220°C 15-20 Minuten backen.

Barbecue Chicken Pizza: Ein kalifornischer Klassiker

***Zutaten: ***

- 1 Pizzateig (ca. 250 g)
- 150 ml Barbecue-Sauce
- 200 g Hähnchenbrust, gekocht und in Stücke gezupft
- 150 g geriebener Mozzarella
- 1 rote Zwiebel, in Ringe geschnitten
- Koriander, gehackt

*Zubereitung: *

1. Teig ausrollen und mit Barbecue-Sauce bestreichen.
2. Mit Mozzarella bestreuen, Hähnchen und Zwiebelringe darauf verteilen.
3. Bei 220°C 10-15 Minuten backen.
4. Mit frischem Koriander garnieren.

Pittsburgh Pizza: Dick und beladen

***Zutaten:** *

- 1 dicker Pizzateig (ca. 350 g)
- 200 ml Tomatensauce
- 250 g geriebener Mozzarella
- 100 g italienische Wurst, in Scheiben
- 100 g Pilze, geschnitten
- Grüne Paprika, in Streifen
- Rote Zwiebeln, in Ringe geschnitten

*Zubereitung: *

1. Teig ausrollen und in eine tiefe Pfanne oder auf ein Backblech legen.
2. Mit Tomatensauce bestreichen und mit Käse, Wurst, Pilzen, Paprika und Zwiebeln belegen.
3. Bei 220°C 15-20 Minuten backen, bis der Käse goldbraun ist.

Taco Pizza: mexikanische Aromen treffen auf Pizza

***Zutaten: ***

- 1 Pizzateig (ca. 250 g)

- 150 ml Salsa als Basis

- 200 g Hackfleisch, angebraten und gewürzt

- 150 g geriebener Cheddar

- Nach dem Backen: gehackter Salat, Tomatenwürfel, Taco-Sauce, saure Sahne

*Zubereitung: *

1. Teig ausrollen und mit Salsa bestreichen.

2. Angebratenes Hackfleisch und Cheddar darauf verteilen.

3. Bei 220°C 10-15 Minuten backen.

4. Mit Salat, Tomaten, Taco-Sauce und saurer Sahne garnieren.

Cleveland Pizza: Mit Polenta-Kruste

***Zutaten: ***

- Polenta für die Basis (gekocht und abgekühlt)

- 150 ml Tomatensauce

- 200 g geriebener Mozzarella

- Beläge nach Wahl (z.B. italienische Wurst, Pilze)

*Zubereitung: *

1. Abgekühlte Polenta in eine runde Form drücken, um eine Kruste zu bilden.

2. Mit Tomatensauce bestreichen und mit Mozzarella und anderen Belägen belegen.

3. Bei 200°C 20-25 Minuten backen, bis der Käse schmilzt.

Miami Pizza: Kubanische Einflüsse

***Zutaten: ***

- 1 Pizzateig (ca. 250 g)
- 150 ml Tomatensauce
- 200 g geriebener Mozzarella
- 100 g Schinken, in Streifen
- 100 g geröstetes Fleisch, zerkleinert
- 50 g Salami, in Scheiben
- Dillgurken, in Scheiben

*Zubereitung: *

1. Teig ausrollen und mit Tomatensauce bestreichen.

2. Mit Mozzarella, Schinken, Fleisch und Salami belegen.

3. Bei 220°C 10-15 Minuten backen, dann Gurken hinzufügen und weitere 5 Minuten backen.

Tex-Mex Pizza: Würzig und voller Aromen

***Zutaten:** *

- 1 Pizzateig (ca. 250 g)

- 150 ml Salsa als Basis

- 200 g geriebener Cheddar oder eine Mischung aus Cheddar und Monterey Jack

- 100 g schwarze Bohnen, abgespült und abgetropft

- 100 g Mais

- Jalapeños, in Scheiben (nach Geschmack)

- Nach dem Backen: Avocado, in Scheiben, frischer Koriander

*Zubereitung: *

1. Teig ausrollen und mit Salsa bestreichen.

2. Mit Käse, schwarzen Bohnen, Mais und Jalapeños belegen.

3. Bei 220°C 10-15 Minuten backen.

4. Mit Avocadoscheiben und Koriander garnieren.

New Orleans Muffuletta Pizza: Italienische Wurst und Oliven

***Zutaten: ***

- 1 Pizzateig (ca. 250 g)
- 150 ml Oliven-Tapenade oder gehackte Olivenmischung
- 100 g Mortadella, in Scheiben
- 100 g Salami, in Scheiben
- 100 g Provolone, gerieben
- Eingelegtes Gemüse, gehackt

*Zubereitung: *

1. Teig ausrollen und mit Oliven-Tapenade bestreichen.
2. Mit Mortadella, Salami und Provolone belegen.
3. Mit eingelegtem Gemüse garnieren.
4. Bei 220°C 10-15 Minuten backen, bis der Käse schmilzt.

Maine Lobster Pizza: Mit frischem Hummer

***Zutaten:** *

- 1 Pizzateig (ca. 250 g)
- 150 ml Alfredo-Sauce oder eine leichte Knoblauch-Sahne-Sauce
- 200 g gekochtes Hummerfleisch, in Stücke geschnitten
- 100 g Mozzarella, gerieben
- Frischer Dill oder Petersilie

*Zubereitung: *

1. Teig ausrollen und mit Alfredo-Sauce bestreichen.
2. Mit Mozzarella bestreuen und Hummerfleisch darauf verteilen.
3. Bei 220°C 10-15 Minuten backen.
4. Mit frischem Dill oder Petersilie garnieren.

Colorado Mountain Pie: Dicker Rand und viel Belag

***Zutaten:** *

- 1 dicker Pizzateig (ca. 350 g)
- 200 ml Tomatensauce
- 250 g geriebener Mozzarella
- 100 g italienische Wurst, in Scheiben
- 100 g grüne Paprika, in Streifen
- 100 g Champignons, geschnitten
- Rote Zwiebeln, in Ringe geschnitten

*Zubereitung: *

1. Teig ausrollen, dabei einen dicken Rand formen.

2. Mit Tomatensauce bestreichen und mit Käse, Wurst, Paprika, Champignons und Zwiebeln belegen.

3. Bei 220°C 15-20 Minuten backen.

Alaskan Pizza: Mit Wildlachs

***Zutaten: ***

- 1 Pizzateig (ca. 250 g)
- 150 ml Frischkäse, leicht mit Dill gewürzt
- 200 g geräucherter Wildlachs, in Scheiben
- 1 rote Zwiebel, in dünne Ringe geschnitten
- Kapern
- Frischer Dill

*Zubereitung: *

1. Teig ausrollen und mit Frischkäse bestreichen.

2. Nach dem Backen mit Lachsscheiben, roten Zwiebelringen und Kapern belegen.

3. Bei 220°C 10-15 Minuten backen.

4. Mit frischem Dill garnieren.

Kansas City BBQ Pizza: Mit rauchiger BBQ-Sauce

***Zutaten:** *

- 1 Pizzateig (ca. 250 g)

- 150 ml BBQ-Sauce

- 200 g geriebenes geräuchertes Brisket oder Hähnchen

- 150 g geriebener Cheddar

- 1 rote Zwiebel, in Ringe geschnitten

- Frühlingszwiebeln, zum Garnieren

*Zubereitung: *

1. Teig ausrollen und mit BBQ-Sauce bestreichen.

2. Mit Brisket oder Hähnchen, Cheddar und roten Zwiebeln belegen.

3. Bei 220°C 10-15 Minuten backen.

4. Mit Frühlingszwiebeln garnieren.

Seattle Teriyaki Chicken Pizza: Asiatische Wendung

***Zutaten: ***

- 1 Pizzateig (ca. 250 g)
- 150 ml Teriyaki-Sauce
- 200 g Hähnchenbrust, vorgegart und in Teriyaki-Sauce mariniert
- 100 g Mozzarella, gerieben
- 1 rote Paprika, in Streifen geschnitten
- Frühlingszwiebeln, zum Garnieren
- Sesamsamen, zum Bestreuen

*Zubereitung: *

1. Teig ausrollen und mit Teriyaki-Sauce bestreichen.
2. Mit Mozzarella, Teriyaki-Hähnchen und roter Paprika belegen.
3. Bei 220°C 10-15 Minuten backen.
4. Mit Frühlingszwiebeln und Sesamsamen garnieren.

*

*Greek Pizza: Mit Feta und Oliven**

***Zutaten:** *

- 1 Pizzateig (ca. 250 g)
- 150 ml Tomatensauce
- 100 g Feta, zerkrümelt
- 100 g Mozzarella, gerieben
- Schwarze Oliven, entsteint und halbiert
- Rote Zwiebel, in dünne Ringe geschnitten
- Frischer Spinat oder Rucola
- Getrocknete Oregano

*Zubereitung: *

1. Teig ausrollen und mit Tomatensauce bestreichen.
2. Mit Mozzarella, Feta, Oliven und roter Zwiebel belegen.
3. Bei 220°C 10-15 Minuten backen.
4. Frischen Spinat oder Rucola und Oregano darüberstreuen.

Vegan Pizza: Käsefrei und kreativ

***Zutaten:* ***

- 1 Pizzateig (ca. 250 g)
- 150 ml Tomatensauce oder Pesto
- 100 g veganer Käse, gerieben
- Verschiedene Gemüsesorten (z.B. Paprika, Pilze, Artischocken)
- Rote Zwiebel, in Ringe geschnitten
- Frisches Basilikum oder Rucola

***Zubereitung:* ***

1. Teig ausrollen und mit Tomatensauce oder Pesto bestreichen.
2. Mit veganem Käse und Gemüse belegen.
3. Bei 220°C 10-15 Minuten backen.
4. Mit frischem Basilikum oder Rucola garnieren.

Glutenfreie Pizza: Alternative Teige

***Zutaten:* ***

- 1 glutenfreier Pizzateig (ca. 250 g)
- 150 ml Tomatensauce
- 200 g Mozzarella, gerieben
- Beliebige Toppings nach Wahl

*Zubereitung: *

1. Glutenfreien Teig ausrollen und mit Tomatensauce bestreichen.
2. Mit Mozzarella und gewählten Toppings belegen.
3. Bei 220°C 10-15 Minuten backen, bis der Käse schmilzt und der Rand knusprig ist.

Breakfast Pizza: Mit Ei und Speck

*Zutaten: *

- 1 Pizzateig (ca. 250 g)
- 150 ml Crème fraîche oder leichte Sahnesauce
- 100 g geriebener Cheddar oder Mozzarella
- 100 g Speck, vorgegart und gehackt
- 4 Eier
- Frühlingszwiebeln, zum Garnieren

*Zubereitung: *

1. Teig ausrollen und mit Crème fraîche bestreichen.
2. Mit Käse und Speck belegen.
3. Eier vorsichtig auf die Pizza aufschlagen, gleichmäßig verteilen.
4. Bei 220°C 10-15 Minuten backen, bis die Eier gestockt sind.
5. Mit Frühlingszwiebeln garnieren.

Mac and Cheese Pizza: Komfortessen trifft Pizza

*Zutaten: *

- 1 Pizzateig (ca. 250 g)
- 200 g Macaroni and Cheese, vorgekocht
- 100 g Cheddar, gerieben
- 50 g Mozzarella, gerieben
- 2 EL Parmesan, gerieben
- Paprikapulver (optional)

*Zubereitung: *

1. Teig ausrollen und als Basis verwenden.

2. Die vorgekochten Macaroni and Cheese gleichmäßig darauf verteilen.

3. Mit Cheddar, Mozzarella und Parmesan bestreuen.

4. Optional mit etwas Paprikapulver bestreuen.

5. Bei 220°C 10-15 Minuten backen, bis der Käse schmilzt und goldbraun ist.

Spaghetti Pizza: Pasta auf Pizza

***Zutaten: ***

- 1 Pizzateig (ca. 250 g)

- 200 g Spaghetti, vorgekocht

- 150 ml Tomatensauce

- 100 g Mozzarella, gerieben

- 50 g Parmesan, gerieben

- Italienische Kräuter (Oregano, Basilikum)

*Zubereitung: *

1. Teig ausrollen und mit Tomatensauce bestreichen.

2. Die vorgekochten Spaghetti auf der Sauce verteilen.

3. Mit Mozzarella und Parmesan bestreuen und italienische Kräuter darübergeben.

4. Bei 220°C 10-15 Minuten backen.

Pesto Pizza: Mit frischem Basilikum

***Zutaten:** *

- 1 Pizzateig (ca. 250 g)
- 100 ml Pesto
- 150 g Mozzarella, gerieben
- 30 g Pinienkerne
- Frische Basilikumblätter

*Zubereitung: *

1. Teig ausrollen und mit Pesto bestreichen.
2. Mit Mozzarella bestreuen und Pinienkerne darüberstreuen.
3. Bei 220°C 10-15 Minuten backen.
4. Nach dem Backen mit frischen Basilikumblättern garnieren.

Margherita Pizza: Ein Klassiker neu interpretiert

***Zutaten:** *

- 1 Pizzateig (ca. 250 g)
- 150 ml Tomatensauce
- 200 g Mozzarella, in Scheiben
- Frische Basilikumblätter
- Extra-virgin Olivenöl
- Salz

*Zubereitung: *

1. Teig ausrollen und mit Tomatensauce bestreichen.

2. Mozzarella gleichmäßig darauf verteilen.

3. Bei 220°C 10-15 Minuten backen, bis der Käse schmilzt.

4. Mit Basilikumblättern und einem Schuss Olivenöl garnieren und leicht salzen.

Meat Lovers Pizza: Für echte Fleischfans

Zutaten:

- 1 Pizzateig (ca. 250 g)

- 150 ml Tomatensauce

- 100 g Mozzarella, gerieben

- 50 g Salami, in Scheiben

- 50 g Schinken, gewürfelt

- 50 g italienische Wurst, in Scheiben

- 50 g Speck, gewürfelt

*Zubereitung: *

1. Teig ausrollen und mit Tomatensauce bestreichen.

2. Mit Mozzarella bestreuen und die verschiedenen Fleischsorten darauf verteilen.

3. Bei 220°C 10-15 Minuten backen, bis der Käse goldbraun und das Fleisch heiß ist.

Veggie Pizza: Frisch und gesund

***Zutaten:** *

- 1 Pizzateig (ca. 250 g)

- 150 ml Tomatensauce

- 200 g Mozzarella, gerieben

- Eine Auswahl an Gemüse: Paprika, Zucchini, Pilze, rote Zwiebeln, Kirschtomaten, in Scheiben oder Würfel geschnitten

- Einige Oliven

- Frisches Basilikum oder Spinat

*Zubereitung: *

1. Teig ausrollen und mit Tomatensauce bestreichen.

2. Mit Mozzarella bestreuen und das Gemüse gleichmäßig darauf verteilen.

3. Bei 220°C 10-15 Minuten backen, bis das Gemüse zart und der Käse geschmolzen ist.

4. Mit frischem Basilikum oder Spinat garnieren.

White Pizza: Ohne Tomatensauce

***Zutaten:** *

- 1 Pizzateig (ca. 250 g)
- 150 g Ricotta
- 100 g Mozzarella, gerieben
- 2 Knoblauchzehen, fein gehackt
- 50 g Parmesan, gerieben
- Ein Spritzer Olivenöl
- Italienische Kräuter

*Zubereitung: *

1. Teig ausrollen und mit einer Mischung aus Ricotta, gehacktem Knoblauch, Salz und Pfeffer bestreichen.

2. Mit Mozzarella und Parmesan bestreuen und italienische Kräuter darübergeben.

3. Bei 220°C 10-15 Minuten backen, bis der Käse goldbraun ist.

Chicago Beef Pizza: Mit italienischem Rindfleisch

***Zutaten:** *

- 1 Pizzateig (ca. 250 g)
- 150 ml Tomatensauce
- 200 g Mozzarella, gerieben
- 150 g dünn geschnittenes italienisches Rindfleisch (z.B. Roastbeef)
- Eingelegte Peperoni
- Grüne Paprika, in Streifen geschnitten

*Zubereitung: *

1. Teig ausrollen und mit Tomatensauce bestreichen.
2. Mit Mozzarella, Rindfleischstreifen, Peperoni und grüner Paprika belegen.
3. Bei 220°C 10-15 Minuten backen.

S'mores Pizza: Eine süße Versuchung

***Zutaten:** *

- 1 Pizzateig (ca. 250 g)
- 100 g Schokoladenstückchen oder -sauce
- 100 g Mini-Marshmallows
- 50 g Graham Cracker, zerkrümelt

*Zubereitung: *

1. Teig ausrollen und mit Schokoladenstückchen oder -sauce bestreichen.
2. Mini-Marshmallows und Graham Cracker darüberstreuen.
3. Bei 200°C 7-10 Minuten backen, bis die Marshmallows goldbraun sind.

Potato Skin Pizza: Mit Kartoffeln und Speck

***Zutaten: ***

- 1 Pizzateig (ca. 250 g)
- 200 g vorgekochte Kartoffelscheiben
- 150 g geriebener Cheddar oder Mischung aus Cheddar und Mozzarella
- 100 g Speck, gekocht und gehackt
- Frühlingszwiebeln, zum Garnieren
- Saure Sahne, zum Servieren

*Zubereitung: *

1. Teig ausrollen und mit einer dünnen Schicht Olivenöl bestreichen.
2. Mit Käse bestreuen, Kartoffelscheiben und Speck darauf verteilen.
3. Bei 220°C 10-15 Minuten backen, bis der Käse schmilzt.
4. Mit Frühlingszwiebeln garnieren und mit saurer Sahne servieren.

Gyro Pizza: griechische Aromen

***Zutaten:** *

- 1 Pizzateig (ca. 250 g)
- 150 ml Tzatziki als Basis
- 200 g Gyrofleisch, vorgegart
- 100 g Feta, zerkrümelt
- Rote Zwiebeln, in dünne Ringe geschnitten
- Kirschtomaten, halbiert
- Oliven, entsteint und gehackt
- Frischer Dill oder Oregano

*Zubereitung: *

1. Teig ausrollen und mit Tzatziki bestreichen.
2. Gyrofleisch, Feta, rote Zwiebeln, Tomaten und Oliven darauf verteilen.
3. Bei 220°C 10-15 Minuten backen.
4. Mit frischem Dill oder Oregano garnieren.

California Thai Chicken Pizza: Fusion-Küche

*Zutaten: *

- 1 Pizzateig (ca. 250 g)
- 150 ml Thai-Peanut-Sauce als Basis
- 200 g Hähnchenbrust, vorgegart und in Thai-Sauce mariniert
- 100 g Mozzarella, gerieben
- Karotten, in dünne Streifen geschnitten
- Frische Sprossen
- Gehackte Erdnüsse
- Frischer Koriander

*Zubereitung: *

1. Teig ausrollen und mit Thai-Peanut-Sauce bestreichen.
2. Mit Mozzarella, Hähnchen, Karotten und Sprossen belegen.
3. Bei 220°C 10-15 Minuten backen.
4. Mit gehackten Erdnüssen und frischem Koriander garnieren.

Chicago Sausage Pizza: Wurst im Fokus

***Zutaten: ***

- 1 Pizzateig (ca. 250 g)
- 150 ml Tomatensauce
- 200 g italienische Wurst, in Scheiben oder zerkrümelt
- 150 g Mozzarella, gerieben
- Grüne Paprika, in Streifen geschnitten
- Champignons, in Scheiben geschnitten

*Zubereitung: *

1. Teig ausrollen und mit Tomatensauce bestreichen.
2. Mit Mozzarella, Wurst, Paprika und Champignons belegen.
3. Bei 220°C 10-15 Minuten backen.

New York Buffalo Wing Pizza: Inspiriert von Buffalo Wings

***Zutaten: ***

- 1 Pizzateig (ca. 250 g)
- 150 ml Buffalo-Wing-Sauce als Basis
- 200 g Hähnchenbrust, vorgegart und in Buffalo-Sauce mariniert
- 100 g Blauschimmelkäse, zerkrümelt
- 100 g Mozzarella, gerieben
- Selleriestangen, in dünne Scheiben geschnitten

Zubereitung:

1. Teig ausrollen und mit Buffalo-Wing-Sauce bestreichen.

2. Mit Mozzarella, Hähnchen und Blauschimmelkäse belegen.

3. Bei 220°C 10-15 Minuten backen.

4. Mit frischen Selleriescheiben garnieren.

Carolina Pulled Pork Pizza: Südliche Küche

Zutaten:

- 1 Pizzateig (ca. 250 g)
- 150 ml Barbecue-Sauce als Basis
- 200 g Pulled Pork, vorgegart
- 150 g Mozzarella, gerieben
- Rote Zwiebeln, in dünne Ringe geschnitten
- Frischer Koriander oder Petersilie

*Zubereitung: *

1. Teig ausrollen und mit Barbecue-Sauce bestreichen.

2. Mit Mozzarella, Pulled Pork und roten Zwiebeln belegen.

3. Bei 220°C 10-15 Minuten backen.

4. Mit frischem Koriander oder Petersilie garnieren.

Vegan BBQ Jackfruit Pizza: Pflanzliche Alternative

***Zutaten: ***

- 1 Pizzateig (ca. 250 g)
- 150 ml vegane BBQ-Sauce
- 200 g junge Jackfrucht, in BBQ-Sauce mariniert
- 100 g veganer Käse, gerieben
- Rote Zwiebeln, in dünne Ringe geschnitten
- Frischer Koriander zum Garnieren

*Zubereitung: *

1. Teig ausrollen und mit BBQ-Sauce bestreichen.
2. Mit veganem Käse, BBQ-Jackfrucht und roten Zwiebeln belegen.
3. Bei 220°C 10-15 Minuten backen.
4. Mit frischem Koriander garnieren.

Chicago Spinach Deep Dish: Spinat als Star

***Zutaten: ***

- 1 dicker Pizzateig (ca. 350 g) für Deep Dish
- 200 ml Tomatensauce
- 250 g frischer Spinat, geblanchiert und ausgedrückt
- 200 g Mozzarella, gerieben
- 100 g Ricotta
- Knoblauch, fein gehackt
- Muskatnuss, gerieben

*Zubereitung: *

1. Teig in eine tiefe, runde Form geben und hoch an den Rändern drücken.

2. Mit einer Schicht Mozzarella beginnen, dann Spinat und Ricotta schichten.

3. Mit Tomatensauce abschließen und mit Knoblauch und Muskatnuss würzen.

4. Bei 200°C 25-30 Minuten backen.

California BLT Pizza: Ein Sandwich als Pizza

***Zutaten: ***

- 1 Pizzateig (ca. 250 g)
- 150 ml Crème fraîche oder leichte Mayo als Basis
- 100 g gekochter Bacon, in Stücke geschnitten
- 100 g Mozzarella, gerieben
- Nach dem Backen: Frischer Salat und Tomatenscheiben
- Mayonnaise zum Garnieren

***Zubereitung: ***

1. Teig ausrollen und mit Crème fraîche bestreichen.

2. Mit Mozzarella und Bacon belegen.

3. Bei 220°C 10-15 Minuten backen.

4. Mit Salat und Tomaten belegen und mit einem Klecks Mayo garnieren.

New York Eggplant Parmesan Pizza: Vegetarisch und lecker

***Zutaten:** *

- 1 Pizzateig (ca. 250 g)
- 150 ml Tomatensauce
- 1 mittelgroße Aubergine, in Scheiben, paniert und gebacken
- 200 g Mozzarella, gerieben
- Parmesan, gerieben
- Frisches Basilikum

***Zubereitung:** *

1. Teig ausrollen und mit Tomatensauce bestreichen.
2. Mit Mozzarella bestreuen, dann die Auberginenscheiben darauflegen.
3. Mit Parmesan bestreuen.
4. Bei 220°C 10-15 Minuten backen.
5. Mit frischem Basilikum garnieren.

Chicago Artichoke Pizza: Mit Artischockenherzen

***Zutaten:** *

- 1 Pizzateig (ca. 250 g)
- 150 ml Tomatensauce
- 200 g Mozzarella, gerieben
- 150 g Artischockenherzen, abgetropft und geviertelt
- Schwarze Oliven, entsteint und gehackt
- Einige Kapern

*Zubereitung: *

1. Teig ausrollen und in eine tiefe, runde Form geben.

2. Mit Tomatensauce bestreichen, Mozzarella, Artischockenherzen, Oliven und Kapern darauf verteilen.

3. Bei 220°C 15-20 Minuten backen.

California Sushi Pizza: Japan trifft Kalifornien

***Zutaten: ***

- 1 Pizzateig (ca. 250 g)
- 150 g Frischkäse, als Basis
- 100 g Krabbenfleisch oder Surimi, gehackt
- 1 Avocado, in Scheiben geschnitten
- 1 Gurke, in dünne Scheiben geschnitten
- 50 g Räucherlachs, in Streifen
- Ein paar Löffel Sojasauce
- Wasabi und eingelegter Ingwer zum Servieren

*Zubereitung: *

1. Teig ausrollen und mit Frischkäse bestreichen.

2. Krabbenfleisch, Avocado, Gurke und Lachs darauf verteilen.

3. Bei 220°C 10-15 Minuten backen.

4. Mit Sojasauce beträufeln und mit Wasabi sowie eingelegtem Ingwer servieren.

Pepperoni Pizza: Der amerikanische Klassiker

Zutaten:

- 1 Pizzateig (ca. 250 g)
- 150 ml Tomatensauce
- 200 g Mozzarella, gerieben
- 100 g Pepperoni, in Scheiben

Zubereitung:

1. Teig ausrollen und mit Tomatensauce bestreichen.
2. Mit Mozzarella bestreuen und Pepperoni-Scheiben darauf verteilen.
3. Bei 220°C 10-15 Minuten backen, bis der Käse schmilzt und die Ränder knusprig sind.

Chicago Cornbread Crust Pizza: Einzigartige Kruste

Zutaten:

- Cornbread-Teigmischung für die Basis
- 150 ml Tomatensauce
- 200 g Mozzarella, gerieben
- Beläge nach Wahl

*Zubereitung: *

1. Cornbread-Teig nach Anleitung vorbereiten und in eine tiefe, runde Form geben.

2. Mit Tomatensauce bestreichen und mit Mozzarella und anderen Belägen belegen.

3. Bei 200°C 20-25 Minuten backen, bis die Kruste goldbraun ist.

New York White Clam Pizza: Mit Venusmuscheln

***Zutaten: ***

- 1 Pizzateig (ca. 250 g)

- 2 Knoblauchzehen, fein gehackt

- 150 g Mozzarella, gerieben

- 200 g Venusmuscheln, gekocht und aus der Schale gelöst

- Olivenöl

- Frischer Oregano

*Zubereitung: *

1. Teig ausrollen, mit Olivenöl bestreichen und Knoblauch darauf verteilen.

2. Mozzarella und Venusmuscheln darauflegen.

3. Mit frischem Oregano bestreuen.

4. Bei 220°C 10-15 Minuten backen.

California Avocado Pizza: Frisch und unkonventionell

***Zutaten:* **

- 1 Pizzateig (ca. 250 g)
- 150 g Frischkäse oder Hummus als Basis
- 1 reife Avocado, in Scheiben geschnitten
- 1 rote Zwiebel, in dünne Ringe geschnitten
- Kirschtomaten, halbiert
- Frischer Koriander oder Petersilie
- Ein Spritzer Limettensaft

*Zubereitung: *

1. Teig ausrollen und mit Frischkäse oder Hummus bestreichen.
2. Nach dem Backen Avocado, Zwiebelringe und Tomaten darauflegen.
3. Mit Limettensaft beträufeln und mit frischem Koriander oder Petersilie garnieren.
4. Bei 220°C 10-15 Minuten backen, dann belegen, da Avocado nicht mitgebacken wird.

Pizza in Japan: Okonomiyaki

**Klassisches Okonomiyaki: Mit Kohl und Rinderbauch **

***Zutaten:** *

- Okonomiyaki-Teig
- 300 g fein geschnittener Weißkohl
- 100 g Rinderbauch, in dünne Scheiben geschnitten
- Okonomiyaki-Sauce
- Kewpie-Mayonnaise
- Bonitoflocken
- Gehackter grüner Nori (Aonori)

*Zubereitung: *

1. Kohl in den Teig einrühren und Mischung auf einer heißen Platte zu einem runden Fladen formen.

2. Rinderbauch scheiben auf der Oberseite anordnen.

3. beidseitig goldbraun braten, mit Okonomiyaki-Sauce und Mayonnaise bestreichen.

4. Mit Bonitoflocken und Aonori bestreuen.

**Hiroshima-Style Okonomiyaki: Geschichtete

***Zutaten:** *

- Okonomiyaki-Teig
- 200 g fein geschnittener Weißkohl
- 50 g Sojasprossen
- 100 g dünne Nudeln (z.B. Yakisoba)
- 100 g Rinderbauch , in dünne Scheiben
- 1 Ei
- Okonomiyaki-Sauce
- Kewpie-Mayonnaise
- Bonitoflocken
- Aonori

*Zubereitung: *

1. Kohl, Sojasprossen und Teig separat anbraten.
2. Nudeln auf der heißen Platte braten und mit Okonomiyaki-Sauce mischen.
3. Alle Zutaten in Schichten aufeinanderlegen, mit Ei fixieren.
4. Mit Sauce, Mayonnaise, Bonitoflocken und Aonori garnieren.

Meeresfrüchte Okonomiyaki: Garnelen und Tintenfisch

***Zutaten:** *

- Okonomiyaki-Teig

- 300 g Weißkohl, fein geschnitten

- 100 g gemischte Meeresfrüchte (Garnelen, Tintenfischringe)

- Okonomiyaki-Sauce

- Kewpie-Mayonnaise

- Bonitoflocken

- Aonori

*Zubereitung: *

1. Kohl und Meeresfrüchte in den Teig einrühren.

2. Wie einen Pfannkuchen anbraten.

3. Mit Sauce, Mayonnaise, Bonitoflocken und Aonori servieren.

Vegetarisches Okonomiyaki: Tofu und Gemüse

***Zutaten:** *

- Okonomiyaki-Teig mit zerdrücktem Tofu statt Ei

- 300 g Weißkohl, fein geschnitten

- 100 g gemischtes Gemüse (Karotten, Pilze, Paprika)

- Okonomiyaki-Sauce

- Vegane Mayonnaise

- Aonori

- Optional: geröstete Sesamsamen

*Zubereitung: *

1. Kohl und Gemüse in den Teig einrühren.

2. In der Pfanne braten, bis beide Seiten goldbraun sind.

3. Mit Sauce, veganer Mayonnaise und Aonori bestreuen.

Kansai-Style Okonomiyaki: Mit Dashi-Teig

***Zutaten:* ***

- Okonomiyaki-Teig, zubereitet mit Dashi
- 300 g Weißkohl, fein geschnitten
- 100 g Rinderbauch , in dünne Scheiben
- Optional: Garnelen oder Tintenfischstücke
- Okonomiyaki-Sauce
- Kewpie-Mayonnaise
- Bonitoflocken
- Aonori

*Zubereitung: *

1. Kohl und optional Meeresfrüchte in den Dashi-basierten Teig einrühren.

2. Wie einen dicken Pfannkuchen anbraten.

3. Mit Sauce, Mayonnaise, Bonitoflocken und Aonori servieren.

Modan-Yaki: Nudeln als zusätzliche Schicht

*Zutaten: *

- Okonomiyaki-Teig
- 300 g fein geschnittener Weißkohl
- 100 g vorgekochte Yakisoba-Nudeln
- 100 g Rinderbauch, in dünne Scheiben geschnitten
- Okonomiyaki-Sauce
- Kewpie-Mayonnaise
- Bonitoflocken
- Aonori

*Zubereitung: *

1. Okonomiyaki-Teig mit Kohl mischen und auf der heißen Platte zu einem Pfannkuchen formen.
2. Nudeln separat anbraten und auf den Okonomiyaki legen.
3. Rinderbauch darauf anordnen und den Pfannkuchen wenden, um die andere Seite zu kochen.
4. Mit Okonomiyaki-Sauce, Mayonnaise, Bonitoflocken und Aonori garnieren.

Okonomiyaki mit Kimchi: Koreanischer Einfluss

***Zutaten:** *

- Okonomiyaki-Teig
- 200 g fein geschnittener Weißkohl
- 100 g gut abgetropftes Kimchi, gehackt
- 100 g dünne Fleischscheiben oder Tofu für eine vegetarische Option
- Okonomiyaki-Sauce
- Kewpie-Mayonnaise
- Sesamsamen
- Frühlingszwiebeln, gehackt

*Zubereitung: *

1. Teig mit Kohl und Kimchi mischen und auf der heißen Platte ausbreiten.
2. Fleisch oder Tofu darauflegen und kochen, bis es durch ist.
3. Wenden und auf der anderen Seite braten.
4. Mit Sauce, Mayonnaise, Sesamsamen und Frühlingszwiebeln servieren.

Cheese Okonomiyaki: Mit geschmolzenem Käse

*Zutaten: *

- Okonomiyaki-Teig
- 300 g fein geschnittener Weißkohl
- 100 g geriebener Käse (Mozzarella oder Cheddar)
- 100 g dünne Fleischscheiben
- Okonomiyaki-Sauce
- Kewpie-Mayonnaise
- Aonori

*Zubereitung: *

1. Kohl in den Teig einrühren und einen Pfannkuchen formen.

2. Fleisch und Käse auf einer Seite verteilen, umdrehen, um den Käse schmelzen zu lassen.

3. Mit Sauce und Mayonnaise garnieren und mit Aonori bestreuen.

Yaki Udon Okonomiyaki: Udon-Nudeln als Basis

*Zutaten: *

- Okonomiyaki-Teig
- 200 g Udon-Nudeln, vorgekocht
- 200 g fein geschnittener Weißkohl
- 100 g dünne Fleischscheiben oder Meeresfrüchte
- Okonomiyaki-Sauce
- Kewpie-Mayonnaise
- Bonitoflocken
- Aonori

*Zubereitung: *

1. Udon-Nudeln mit Teig und Kohl mischen.

2. Auf der heißen Platte zu einem dicken Pfannkuchen formen, Fleisch oder Meeresfrüchte darauflegen.

3. beidseitig braten, bis alles durchgegart ist.

4. Mit Sauce, Mayonnaise, Bonitoflocken und Aonori servieren.

Teriyaki Chicken Okonomiyaki: Mit Teriyaki-Soße

***Zutaten: ***

- Okonomiyaki-Teig

- 300 g fein geschnittener Weißkohl

- 100 g Hähnchenbrust, in Teriyaki-Sauce mariniert und gekocht

- Okonomiyaki-Sauce gemischt mit Teriyaki-Sauce

- Kewpie-Mayonnaise

- Sesamsamen

- Frühlingszwiebeln, gehackt

*Zubereitung: *

1. Kohl in den Teig einrühren und auf der Platte verteilen.

2. Gekochtes Teriyaki-Hähnchen darauflegen und den Pfannkuchen braten.

3. Nach dem Wenden und Garen mit der Teriyaki-Okonomiyaki-Sauce, Mayonnaise, Sesamsamen und Frühlingszwiebeln servieren.

Vegan Okonomiyaki: Ohne tierische Produkte

***Zutaten:* **

- Veganer Okonomiyaki-Teig (verwende Kichererbsenmehl oder Tofu als Bindemittel)

- 300 g fein geschnittener Weißkohl

- 100 g Pilze, fein geschnitten

- 50 g Karotten, in dünne Streifen geschnitten

- 50 g grüne Paprika, fein geschnitten

- Vegane Okonomiyaki-Sauce

- Vegane Mayonnaise

- Gehackter grüner Nori (Aonori)

- Frühlingszwiebeln, gehackt

*Zubereitung: *

1. Alle Gemüsesorten in den veganen Teig einrühren und auf einer heißen Platte zu einem Pfannkuchen ausbreiten.

2. beidseitig braten, bis er fest und goldbraun ist.

3. Mit veganer Okonomiyaki-Sauce und veganer Mayonnaise garnieren.

4. Mit Aonori und Frühlingszwiebeln bestreuen.

Mochi Okonomiyaki: Mit klebrigem Reiskuchen

*Zutaten: *

- Okonomiyaki-Teig
- 300 g fein geschnittener Weißkohl
- 100 g Mochi (Reiskuchen), in kleine Würfel geschnitten
- 100 g dünne Fleischscheiben oder Garnelen
- Okonomiyaki-Sauce
- Kewpie-Mayonnaise
- Bonitoflocken
- Aonori

*Zubereitung: *

1. Kohl, Mochi-Würfel und fleischscheiben der Garnelen in den Teig einrühren.

2. Die Mischung auf der heißen Platte verteilen und von beiden Seiten braten.

3. Mit Okonomiyaki-Sauce, Mayonnaise, Bonitoflocken und Aonori servieren.

Sukiyaki-Style Okonomiyaki: Mit dünn geschnittenem Rindfleisch**

***Zutaten:** *

- Okonomiyaki-Teig

- 300 g fein geschnittener Weißkohl

- 100 g dünn geschnittenes Rindfleisch, Sukiyaki-Stil

- Sukiyaki-Sauce für das Rindfleisch

- Okonomiyaki-Sauce

- Kewpie-Mayonnaise

- Bonitoflocken

- Aonori

*Zubereitung: *

1. Kohl in den Teig einrühren. Das Rindfleisch separat in Sukiyaki-Sauce marinieren und anbraten.

2. Teig-Kohl-Mischung als Pfannkuchen braten, das angebratene Rindfleisch darauflegen.

3. Mit Okonomiyaki-Sauce, Mayonnaise, Bonitoflocken und Aonori garnieren.

Tempura Okonomiyaki: Mit Tempura-Garnelen

***Zutaten:* ***

- Okonomiyaki-Teig

- 300 g fein geschnittener Weißkohl

- 100 g Tempura-Garnelen, vorbereitet und gebacken

- Okonomiyaki-Sauce

- Kewpie-Mayonnaise

- Bonitoflocken

- Aonori

*Zubereitung: *

1. Kohl in den Teig einrühren und auf der heißen Platte zu einem Pfannkuchen formen.

2. Die gebackenen Tempura-Garnelen auf dem Okonomiyaki verteilen.

3. Mit Okonomiyaki-Sauce, Mayonnaise, Bonitoflocken und Aonori servieren.

Okonomiyaki mit Wasabi: Für eine scharfe Note

Zutaten:

- Okonomiyaki-Teig
- 300 g fein geschnittener Weißkohl
- 100 g dünne Fleischscheiben oder Meeresfrüchte
- Wasabipaste nach Geschmack
- Okonomiyaki-Sauce
- Kewpie-Mayonnaise
- Bonitoflocken
- Aonori

Zubereitung:

1. Wasabipaste nach Geschmack in den Teig einrühren. Kohl hinzufügen und mischen.

2. Die Mischung als Pfannkuchen braten, Fleisch oder Meeresfrüchte darauflegen.

3. Mit Okonomiyaki-Sauce, Wasabi-Mayonnaise, Bonitoflocken und Aonori servieren.

Türkische Pizza: Lahmacun

Klassischer Lahmacun: Mit Lamm und Paprika

***Zutaten:** *

- Lahmacun-Teig
- 200 g Lammhackfleisch
- 1 rote Paprika, fein gewürfelt
- 1 Zwiebel, fein gewürfelt
- 2 Tomaten, geschält und gewürfelt
- 2 Knoblauchzehen, fein gehackt
- 1 TL Paprikapaste
- Frischer Koriander oder Petersilie, gehackt
- Salz, Pfeffer, Paprikapulver

*Zubereitung: *

1. Lammhackfleisch mit Paprika, Zwiebel, Tomaten, Knoblauch und Gewürzen mischen.
2. Teig dünn ausrollen und die Fleischmischung darauf verteilen.
3. Bei hoher Temperatur (250°C) 5-7 Minuten backen.
4. Mit frischem Koriander oder Petersilie bestreuen.

Vegetarischer Lahmacun: Mit Gemüsebelag

***Zutaten:** *

- Lahmacun-Teig
- 1 Zucchini, fein gewürfelt
- 1 rote Paprika, fein gewürfelt
- 1 Aubergine, fein gewürfelt
- 2 Tomaten, geschält und gewürfelt
- 1 Zwiebel, fein gewürfelt
- 2 Knoblauchzehen, fein gehackt
- 1 TL Tomatenpaste
- Frische Kräuter, gehackt
- Salz, Pfeffer, Paprikapulver

*Zubereitung: *

1. Gemüse mit Tomatenpaste, Kräutern und Gewürzen mischen.
2. Teig dünn ausrollen und die Gemüsemischung darauf verteilen.
3. Bei 250°C 5-7 Minuten backen.
4. Vor dem Servieren mit frischen Kräutern garnieren.

Käse Lahmacun: Mit geschmolzenem Käse

***Zutaten: ***

- Lahmacun-Teig

- 200 g Rinder- oder Lammhackfleisch

- 1 Zwiebel, fein gewürfelt

- 1 Tomate, geschält und gewürfelt

- 100 g geriebener Käse (z.B. Mozzarella oder Gouda)

- Salz, Pfeffer, Paprikapulver

*Zubereitung: *

1. Hackfleisch mit Zwiebel, Tomate und Gewürzen mischen.

2. Teig dünn ausrollen, Fleischmischung darauf verteilen und mit Käse bestreuen.

3. Bei 250°C 5-7 Minuten backen, bis der Käse schmilzt.

Scharfer Lahmacun: Mit extra Chili

***Zutaten: ***

- Lahmacun-Teig

- 200 g Hackfleisch (Lamm oder Rind)

- 1 Zwiebel, fein gewürfelt

- 2 Tomaten, geschält und gewürfelt

- 1-2 frische Chilischoten, fein gehackt

- 1 TL Harissa-Paste oder scharfe Paprikapaste

- Salz, Pfeffer, Kreuzkümmel

*Zubereitung: *

1. Hackfleisch mit Zwiebel, Tomaten, Chili und Harissa mischen.

2. Teig ausrollen, die scharfe Fleischmischung daraufgeben.

3. Bei 250°C 5-7 Minuten backen.

Lahmacun mit Rindfleisch: Eine Variante zum Lamm

***Zutaten: ***

- Lahmacun-Teig
- 200 g Rinderhackfleisch
- 1 Zwiebel, fein gewürfelt
- 1 rote Paprika, fein gewürfelt
- 2 Tomaten, geschält und gewürfelt
- 2 Knoblauchzehen, fein gehackt
- 1 TL Paprikapaste
- Petersilie, gehackt
- Salz, Pfeffer, Paprikapulver

*Zubereitung: *

1. Rinderhack mit Zwiebel, Paprika, Tomaten, Knoblauch und Gewürzen vermengen.

2. Teig dünn ausrollen, die Rindfleischmischung darauf verteilen.

3. Bei 250°C 5-7 Minuten backen, bis die Ränder knusprig sind.

4. Mit Petersilie bestreuen vor dem Servieren.

Mini-Lahmacun: Kleine Größe für Snacks

***Zutaten:* ***

- Lahmacun-Teig, in kleine Kreise ausgerollt
- 200 g Hackfleisch (Lamm oder Rind)
- 1 Zwiebel, fein gewürfelt
- 1 Tomate, geschält und gewürfelt
- 1 TL Paprikapaste
- Petersilie, gehackt
- Salz, Pfeffer, Paprikapulver

*Zubereitung: *

1. Hackfleisch mit Zwiebel, Tomate, Paprikapaste, Petersilie und Gewürzen mischen.

2. Kleine Teigkreise ausrollen und die Fleischmischung darauf verteilen.

3. Bei 250°C für 3-5 Minuten backen, bis sie knusprig sind.

Lahmacun Rolle: Eingerollt mit Salat und Kräutern

***Zutaten:* ***

- Lahmacun-Teig, großflächig ausgerollt
- 200 g Hackfleisch (Lamm oder Rind)
- Frischer Salat, gehackt
- Frische Kräuter (z.B. Petersilie, Minze)
- Zwiebel, in Ringe geschnitten
- Zitronenspalten

*Zubereitung: *

1. Hackfleisch auf dem Teig verteilen und backen, wie oben beschrieben.

2. Gebackenen Lahmacun mit Salat, Kräutern und Zwiebelringen belegen.

3. Vorsichtig einrollen, in Stücke schneiden und mit Zitronenspalten servieren.

Knoblauch Lahmacun: Mit Knoblauchwürze

***Zutaten: ***

- Lahmacun-Teig

- 200 g Hackfleisch (Lamm oder Rind)

- 3-4 Knoblauchzehen, fein gehackt oder gepresst

- 1 Zwiebel, fein gewürfelt

- 2 Tomaten, geschält und gewürfelt

- Salz, Pfeffer, Paprikapulver

*Zubereitung: *

1. Hackfleisch mit Knoblauch, Zwiebel, Tomaten und Gewürzen vermengen.

2. Teig ausrollen, Fleischmischung darauf verteilen.

3. Bei 250°C 5-7 Minuten backen, bis die Ränder knusprig sind.

Lahmacun mit Joghurt: Serviert mit einem Klecks Joghurt

***Zutaten: ***

- Lahmacun-Teig
- 200 g Hackfleisch (Lamm oder Rind)
- 1 Zwiebel, fein gewürfelt
- 1 Tomate, geschält und gewürfelt
- Naturjoghurt zum Servieren
- Frische Kräuter, gehackt

*Zubereitung: *

1. Hackfleisch mit Zwiebel und Tomate mischen, auf dem Teig verteilen und backen.
2. Den gebackenen Lahmacun mit einem Klecks Joghurt und frischen Kräutern servieren.

Frühstücks Lahmacun: Mit Ei und Tomaten

***Zutaten: ***

- Lahmacun-Teig
- 200 g Hackfleisch (Lamm oder Rind)
- 2-3 Eier
- 1 Tomate, in Scheiben geschnitten
- Salz, Pfeffer, Paprikapulver

*Zubereitung: *

1. Hackfleischmischung auf dem Teig verteilen und zur Hälfte backen.

2. Eier vorsichtig auf dem Lahmacun aufschlagen, Tomatenscheiben hinzufügen.

3. Weiterbacken, bis die Eier gestockt sind.

Süßer Lahmacun: Mit süßen Belägen als Dessert

***Zutaten: ***

- Lahmacun-Teig
- Nutella oder Schokoladencreme
- Frische Früchte (Erdbeeren, Bananen, Äpfel), in Scheiben geschnitten
- Gehackte Nüsse (Walnüsse, Haselnüsse)
- Puderzucker zum Bestäuben

*Zubereitung: *

1. Teig dünn ausrollen und mit Nutella oder Schokoladencreme bestreichen.

2. Mit frischen Früchten und gehackten Nüssen belegen.

3. Bei 200°C für 5-7 Minuten backen.

4. Mit Puderzucker bestäuben und warm servieren.

Fisch Lahmacun: Mit Meeresfrüchten statt Fleisch

***Zutaten: ***

- Lahmacun-Teig
- 200 g gemischte Meeresfrüchte (Garnelen, Tintenfisch, Muscheln), vorgegart
- 1 Zwiebel, fein gewürfelt
- 2 Tomaten, geschält und gewürfelt
- 1 Knoblauchzehe, fein gehackt
- Petersilie, gehackt
- Zitronensaft
- Salz, Pfeffer

*Zubereitung: *

1. Meeresfrüchte mit Zwiebel, Tomaten, Knoblauch und Gewürzen mischen.
2. Teig ausrollen und die Meeresfrüchtemischung darauf verteilen.
3. Bei 200°C für 5-7 Minuten backen.
4. Mit Petersilie bestreuen und Zitronensaft darüberträufeln.

Lahmacun mit Hähnchen: Eine leichtere Option

***Zutaten:** *

- Lahmacun-Teig
- 200 g Hähnchenbrust, gekocht und zerkleinert
- 1 Zwiebel, fein gewürfelt
- 2 Tomaten, geschält und gewürfelt
- Paprikapaste
- Salz, Pfeffer, Paprikapulver
- Frische Kräuter, gehackt

*Zubereitung: *

1. Hähnchen mit Zwiebel, Tomaten und Gewürzen vermengen.
2. Teig ausrollen, die Hähnchenmischung darauf verteilen.
3. Bei 200°C für 5-7 Minuten backen.
4. Mit frischen Kräutern garnieren.

Pikante Lahmacun: Mit Peperoni und scharfen Gewürzen

***Zutaten:** *

- Lahmacun-Teig
- 200 g Hackfleisch (Lamm oder Rind)
- 2 Peperoni, fein gehackt
- 1 Zwiebel, fein gewürfelt
- 2 Tomaten, geschält und gewürfelt
- 1 TL scharfe Paprikapaste
- Salz, Pfeffer, Chiliflocken

*Zubereitung: *

1. Hackfleisch mit Peperoni, Zwiebel, Tomaten und Gewürzen mischen.
2. Teig ausrollen, die scharfe Fleischmischung darauf verteilen.
3. Bei 200°C für 5-7 Minuten backen.

Döner Lahmacun: Mit Dönerfleisch als Belag

***Zutaten:** *

- Lahmacun-Teig
- 200 g Dönerfleisch, in Streifen geschnitten
- 1 Zwiebel, fein gewürfelt
- 1 Tomate, geschält und gewürfelt
- Salz, Pfeffer
- Tzatziki oder Joghurtsauce zum Servieren

*Zubereitung: *

1. Dönerfleisch mit Zwiebel und Tomate mischen und würzen.
2. Teig ausrollen, die Fleischmischung darauf verteilen.
3. Bei 200°C für 5-7 Minuten backen.
4. Mit Tzatziki oder Joghurtsauce servieren.

Brasilianische Pizza mit exotischen Belägen

Pizza mit Herzpalmen und Artischocken

***Zutaten:** *

- 1 Pizzateig (ca. 250 g)

- 150 ml Tomatensauce

- 200 g Mozzarella, gerieben

- 100 g Herzpalmen, in Scheiben geschnitten

- 100 g Artischockenherzen, in Stücke geschnitten

- Salz und Pfeffer

- Frisches Basilikum oder Oregano

*Zubereitung: *

1. Teig ausrollen und mit Tomatensauce bestreichen.

2. Mit Mozzarella bestreuen und gleichmäßig mit Herzpalmen und Artischocken belegen.

3. Mit Salz und Pfeffer würzen.

4. Bei 220°C 10-15 Minuten backen.

5. Vor dem Servieren mit frischem Basilikum oder Oregano garnieren.

Bananen-Schokoladen-Pizza: Süße Kombination

***Zutaten:** *

- 1 Pizzateig (ca. 250 g)

- Nutella oder Schokoladensauce

- 2 Bananen, in Scheiben geschnitten

- Gehackte Nüsse oder Schokoladenstückchen

*Zubereitung: *

1. Teig ausrollen und großzügig mit Nutella oder Schokoladensauce bestreichen.

2. Bananenscheiben darauf verteilen.

3. Mit gehackten Nüssen oder Schokoladenstückchen bestreuen.

4. Bei 200°C 10-12 Minuten backen, bis der Rand knusprig ist.

Stroganoff-Pizza: Mit Rindfleisch-Stroganoff

***Zutaten:** *

- 1 Pizzateig (ca. 250 g)

- 200 g Rindfleisch-Stroganoff, vorgekocht

- 150 g Mozzarella, gerieben

- 1 kleine Zwiebel, in Ringe geschnitten

- Frische Petersilie zum Garnieren

*Zubereitung: *

1. Teig ausrollen und mit einer dünnen Schicht Stroganoff als Basis bestreichen.

2. Mit Mozzarella bestreuen und Zwiebelringe darauf verteilen.

3. Bei 220°C 10-15 Minuten backen.

4. Mit frischer Petersilie garnieren.

Catupiry-Käse-Pizza: Ein brasilianischer Käse

***Zutaten: ***

- 1 Pizzateig (ca. 250 g)

- 150 ml Tomatensauce

- 200 g Catupiry-Käse

- 100 g Mozzarella, gerieben

- Oregano zum Bestreuen

*Zubereitung: *

1. Teig ausrollen und mit Tomatensauce bestreichen.

2. Catupiry-Käse in Klecksen auf der Pizza verteilen.

3. Mit Mozzarella bestreuen und Oregano darüberstreuen.

4. Bei 220°C 10-15 Minuten backen, bis der Käse schmilzt.

Tropeiro-Bohnen-Pizza: Mit traditionellen Bohnen

***Zutaten:** *

- 1 Pizzateig (ca. 250 g)
- 150 g Tropeiro-Bohnen, vorgekocht
- 100 g Mozzarella, gerieben
- 100 g geräucherter Speck, in Würfel geschnitten
- 1 kleine Zwiebel, gewürfelt
- Gehackter Koriander zum Garnieren

*Zubereitung: *

1. Teig ausrollen und mit einer Schicht Tropeiro-Bohnen belegen.
2. Mit Mozzarella bestreuen und Speck- und Zwiebelwürfel darauf verteilen.
3. Bei 220°C 10-15 Minuten backen.
4. Mit gehacktem Koriander garnieren.

Carne-Seca-Pizza: Getrocknetes Fleisch

***Zutaten:** *

- 1 Pizzateig (ca. 250 g)
- 150 ml Tomatensauce
- 200 g Mozzarella, gerieben
- 150 g Carne-Seca (getrocknetes und gesalzenes Rindfleisch), vorgekocht und zerzupft
- 1 rote Zwiebel, in dünne Ringe geschnitten
- Frischer Koriander zum Garnieren

*Zubereitung: *

1. Teig ausrollen und mit Tomatensauce bestreichen.

2. Mit Mozzarella bestreuen und die Carne-Seca sowie Zwiebelringe darauf verteilen.

3. Bei 220°C 10-15 Minuten backen.

4. Mit frischem Koriander garnieren.

Pizza mit Guavenpaste und Käse: Eine süß-salzige Kombination

***Zutaten: ***

- 1 Pizzateig (ca. 250 g)

- 150 g Mozzarella, gerieben

- 100 g Guavenpaste, in dünne Scheiben geschnitten

- 100 g Minas-Käse oder ein anderer milder weißer Käse, in Scheiben

*Zubereitung: *

1. Teig ausrollen und mit Mozzarella belegen.

2. Guavenpaste und Käsescheiben abwechselnd darauf verteilen.

3. Bei 220°C 10-15 Minuten backen, bis der Käse schmilzt.

Camarão-Pizza: Mit Garnelen

***Zutaten:** *

- 1 Pizzateig (ca. 250 g)

- 150 ml Tomatensauce

- 200 g Mozzarella, gerieben

- 200 g Garnelen, geschält und entdarmt

- 2 Knoblauchzehen, fein gehackt

- 1 grüne Paprika, in Streifen geschnitten

- Frischer Koriander oder Petersilie zum Garnieren

*Zubereitung: *

1. Teig ausrollen, mit Tomatensauce bestreichen und mit Mozzarella bestreuen.

2. Garnelen mit Knoblauch mischen und auf der Pizza verteilen, mit Paprikastreifen garnieren.

3. Bei 220°C 10-15 Minuten backen.

4. Mit frischem Koriander oder Petersilie garnieren.

Calabresa-Pizza: Mit Calabresa-Wurst

**Zutaten: **

- 1 Pizzateig (ca. 250 g)

- 150 ml Tomatensauce

- 200 g Mozzarella, gerieben

- 150 g Calabresa-Wurst, in Scheiben geschnitten

- 1 Zwiebel, in Ringe geschnitten

- Schwarze Oliven, entsteint

*Zubereitung: *

1. Teig ausrollen, mit Tomatensauce bestreichen, mit Mozzarella belegen.

2. Calabresa-Wurst, Zwiebelringe und Oliven darauf verteilen.

3. Bei 220°C 10-15 Minuten backen, bis der Käse schmilzt und die Ränder knusprig sind.

Frango com Catupiry: Hähnchen mit Catupiry-Käse

**Zutaten: **

- 1 Pizzateig (ca. 250 g)

- 150 ml Tomatensauce

- 200 g Mozzarella, gerieben

- 200 g gekochtes und zerzupftes Hähnchenfleisch

- 150 g Catupiry-Käse

- Oregano zum Bestreuen

*Zubereitung: *

1. Teig ausrollen, mit Tomatensauce bestreichen und mit Mozzarella belegen.

2. Hähnchenfleisch und Catupiry-Käse darauf verteilen.

3. Bei 220°C 10-15 Minuten backen, bis der Käse schön geschmolzen ist.

4. Mit Oregano bestreuen vor dem Servieren.

Pizza mit Acai: Eine süße Option

Zutaten: *

- 1 Pizzateig (ca. 250 g)
- 150 g Acai-Püree
- Frische Früchte (Erdbeeren, Bananen, Kiwi), in Scheiben geschnitten
- Honig oder Agavendicksaft zum Beträufeln
- Gehackte Nüsse oder Granola

*Zubereitung: *

1. Teig ausrollen und mit Acai-Püree als Basis bestreichen.

2. Mit frischen Früchten belegen.

3. Bei 200°C für 10-12 Minuten backen.

4. Mit Honig oder Agavendicksaft beträufeln und mit gehackten Nüssen oder Granola bestreuen.

Pizza mit grünem Mais und Speck

***Zutaten:** *

- 1 Pizzateig (ca. 250 g)

- 150 ml Crème fraîche oder Frischkäse als Basis

- 200 g geriebener Mozzarella

- 150 g grüner Mais (frisch oder aus der Dose)

- 100 g Speck, gewürfelt und vorgebraten

- Frische Kräuter zum Garnieren

*Zubereitung: *

1. Teig ausrollen und mit Crème fraîche oder Frischkäse bestreichen.

2. Mit Mozzarella, grünem Mais und Speckwürfeln belegen.

3. Bei 220°C 10-15 Minuten backen.

4. Mit frischen Kräutern garnieren.

Feijoada-Pizza: Mit Zutaten einer Feijoada

***Zutaten:** *

- 1 Pizzateig (ca. 250 g)

- 200 g Feijoada-Mischung, vorgekocht

- 150 g geriebener Mozzarella

- 100 g geräucherter Speck oder portugiesische Chouriço, in Scheiben

- 1 Zwiebel, in Ringe geschnitten

- Orangenscheiben zum Servieren

*Zubereitung: *

1. Teig ausrollen und mit einer dünnen Schicht Feijoada belegen.

2. Mit Mozzarella, Speck oder Chouriço und Zwiebelringen belegen.

3. Bei 220°C 10-15 Minuten backen.

4. Mit Orangenscheiben servieren.

*

*Pizza mit Sonnengetrockneten Tomaten und Rucola**

***Zutaten: ***

- 1 Pizzateig (ca. 250 g)

- 150 ml Tomatensauce

- 200 g Mozzarella, gerieben

- 100 g sonnengetrocknete Tomaten, in Öl eingelegt, abgetropft und geschnitten

- 1 Handvoll Rucola

- Parmesanspäne

- Balsamico-Reduktion zum Beträufeln

*Zubereitung: *

1. Teig ausrollen und mit Tomatensauce bestreichen.

2. Mit Mozzarella und sonnengetrockneten Tomaten belegen.

3. Bei 220°C 10-15 Minuten backen.

4. Mit frischem Rucola und Parmesanspänen belegen und mit Balsamico-Reduktion beträufeln.

Pizza mit Kabeljau und Oliven

***Zutaten:** *

- 1 Pizzateig (ca. 250 g)
- 150 ml Tomatensauce
- 200 g Mozzarella, gerieben
- 200 g Kabeljau, vorgegart und zerpflückt
- 50 g schwarze Oliven, entsteint und geschnitten
- Kapern, optional
- Frische Petersilie, gehackt

*Zubereitung: *

1. Teig ausrollen und mit Tomatensauce bestreichen.
2. Mit Mozzarella, Kabeljau, Oliven und optional Kapern belegen.
3. Bei 220°C 10-15 Minuten backen.
4. Mit frischer Petersilie garnieren.

Indische Pizza: Tandoori Chicken Pizza

Klassische Tandoori Chicken Pizza

***Zutaten:* **

- 1 Pizzateig (ca. 250 g)
- 150 ml Tandoori-Paste gemischt mit Joghurt
- 200 g Hähnchenbrust, mariniert in Tandoori-Marinade und vorgegart
- 200 g Mozzarella, gerieben
- Rote Zwiebel, in Ringe geschnitten
- Frischer Koriander zum Garnieren

*Zubereitung: *

1. Teig ausrollen und mit der Tandoori-Paste-Joghurt-Mischung bestreichen.
2. Mit Mozzarella bestreuen und das Tandoori-Hähnchen sowie Zwiebelringe darauf verteilen.
3. Bei 220°C 10-15 Minuten backen.
4. Mit frischem Koriander garnieren.

Vegetarische Paneer Tikka Pizza

***Zutaten:** *

- 1 Pizzateig (ca. 250 g)
- 150 ml Tomatensauce
- 200 g Paneer, mariniert in Tikka-Marinade und vorgegart
- 200 g Mozzarella, gerieben
- Paprika und Zwiebel, in Stücke geschnitten
- Frische Minze oder Koriander zum Garnieren

*Zubereitung: *

1. Teig ausrollen und mit Tomatensauce bestreichen.
2. Mit Mozzarella, mariniertem Paneer, Paprika und Zwiebel belegen.
3. Bei 220°C 10-15 Minuten backen.
4. Mit frischer Minze oder Koriander garnieren.

Indische Curry-Pizza: Mit einer Curry-Soßenbasis

***Zutaten**: *

- 1 Pizzateig (ca. 250 g)
- 150 ml indische Currysoße
- 200 g Hähnchenbrust oder Gemüse, in Currysoße gekocht
- 200 g Mozzarella, gerieben
- Erbsen und Karotten, vorgegart
- Frischer Koriander zum Garnieren

*Zubereitung: *

1. Teig ausrollen und mit Currysoße bestreichen.

2. Mit Mozzarella, Curry-Hähnchen oder -Gemüse, Erbsen und Karotten belegen.

3. Bei 220°C 10-15 Minuten backen.

4. Mit frischem Koriander garnieren.

Keema Pizza: Mit gewürztem Lammhackfleisch

***Zutaten: ***

- 1 Pizzateig (ca. 250 g)
- 150 ml Tomatensauce
- 200 g Lamm-Keema, vorgekocht
- 200 g Mozzarella, gerieben
- Grüne Erbsen, vorgegart
- Rote Zwiebel, in Ringe geschnitten
- Frische Minze zum Garnieren

*Zubereitung: *

1. Teig ausrollen und mit Tomatensauce bestreichen.

2. Mit Mozzarella, Keema, Erbsen und Zwiebelringen belegen.

3. Bei 220°C 10-15 Minuten backen.

4. Mit frischer Minze garnieren.

Palak Paneer Pizza: Spinat und Käse

***Zutaten: ***

- 1 Pizzateig (ca. 250 g)
- 150 ml Palak (Spinat) Soße
- 200 g Paneer, gewürfelt
- 200 g Mozzarella, gerieben
- Rote Zwiebel, in Ringe geschnitten
- Frische Tomaten, in Scheiben geschnitten
- Frischer Koriander zum Garnieren

*Zubereitung: *

1. Teig ausrollen und mit Palak-Soße bestreichen.
2. Mit Mozzarella, Paneer, Zwiebelringen und Tomatenscheiben belegen.
3. Bei 220°C 10-15 Minuten backen.
4. Mit frischem Koriander garnieren.

Vindaloo Pizza: Extrem scharf

***Zutaten: ***

- 1 Pizzateig (ca. 250 g)
- 150 ml Vindaloo-Currypaste gemischt mit Tomatensauce
- 200 g Hähnchenbrust, in Vindaloo-Paste mariniert und vorgegart
- 200 g Mozzarella, gerieben
- 1 rote Zwiebel, in dünne Ringe geschnitten
- Frische Korianderblätter und grüne Chilis zum Garnieren

*Zubereitung: *

1. Teig ausrollen und mit der Vindaloo-Tomatensauce bestreichen.

2. Mit Mozzarella bestreuen, mariniertes Hähnchen und Zwiebelringe darauf verteilen.

3. Bei 220°C 10-15 Minuten backen.

4. Mit Korianderblättern und grünen Chilis garnieren.

Masala Dosa Pizza: Mit Dosa-Teig und Kartoffelfüllung

***Zutaten: ***

- Dosa-Teig statt Pizzateig

- 200 g würzige Kartoffelfüllung (wie für Masala Dosa)

- 150 g geriebener Mozzarella

- 2 EL Chutney (Kokosnuss oder Minze)

- Frische Korianderblätter zum Garnieren

*Zubereitung: *

1. Dosa-Teig ausgießen und zu einem großen Kreis ausbreiten.

2. Die Kartoffelfüllung auf dem Dosa verteilen und mit Mozzarella bestreuen.

3. In einer heißen Pfanne backen, bis der Käse schmilzt und die Dosa knusprig ist.

4. Mit Chutney und Korianderblättern servieren.

Butter Chicken Pizza: Mit Butter Chicken Soße

***Zutaten:* **

- 1 Pizzateig (ca. 250 g)
- 150 ml Butter Chicken Soße als Basis
- 200 g vorgekochtes Butter Chicken, zerkleinert
- 200 g Mozzarella, gerieben
- Rote Zwiebel, in Ringe geschnitten
- Frischer Koriander zum Garnieren

*Zubereitung: *

1. Teig ausrollen und mit Butter Chicken Soße bestreichen.
2. Mit Mozzarella, Butter Chicken Stücken und Zwiebelringen belegen.
3. Bei 220°C 10-15 Minuten backen.
4. Mit frischem Koriander garnieren.

Biryani Pizza: Mit Biryani-Gewürzen

***Zutaten:* **

- 1 Pizzateig (ca. 250 g)
- 200 g Biryani-Hähnchen oder Gemüsebiryani als Belag
- 150 ml Tomatensauce, mit Biryani-Gewürzen gemischt
- 200 g Mozzarella, gerieben
- Gebratene Zwiebeln, zum Garnieren
- Frische Minze, zum Garnieren

*Zubereitung: *

1. Teig ausrollen und mit gewürzter Tomatensauce bestreichen.

2. Mit Mozzarella bestreuen und Biryani-Hähnchen oder Gemüsebiryani darauf verteilen.

3. Bei 220°C 10-15 Minuten backen.

4. Mit gebratenen Zwiebeln und frischer Minze garnieren.

Indische Veggie-Pizza: Mit Kurkuma und Gemüse

***Zutaten: ***

- 1 Pizzateig (ca. 250 g)

- 150 ml Tomatensauce, mit Kurkuma und anderen indischen Gewürzen gemischt

- 200 g gemischtes Gemüse (Paprika, Erbsen, Karotten), vorgegart

- 200 g Mozzarella, gerieben

- Paneer-Würfel, optional

- Frischer Koriander zum Garnieren

*Zubereitung: *

1. Teig ausrollen und mit gewürzter Tomatensauce bestreichen.

2. Mit Mozzarella und gemischtem Gemüse belegen, optional Paneer hinzufügen.

3. Bei 220°C 10-15 Minuten backen.

4. Mit frischem Koriander garnieren.

Chole Pizza: Mit Kichererbsen

***Zutaten:* **

- 1 Pizzateig (ca. 250 g)
- 150 ml Tomatensauce
- 200 g Chole (gekochte Kichererbsen), gewürzt nach indischer Art
- 200 g Mozzarella, gerieben
- 1 rote Zwiebel, in dünne Ringe geschnitten
- Frischer Koriander und Ingwer, zum Garnieren

*Zubereitung: *

1. Teig ausrollen und mit Tomatensauce bestreichen.
2. Mit Mozzarella bestreuen und die gewürzten Kichererbsen darüber verteilen.
3. Zwiebelringe auf der Pizza verteilen.
4. Bei 220°C 10-15 Minuten backen.
5. Mit frischem Koriander und Ingwerstreifen garnieren.

Rogan Josh Pizza: Mit Lammfleisch

***Zutaten:** *

- 1 Pizzateig (ca. 250 g)
- 150 ml Rogan Josh-Currysauce als Basis
- 200 g vorgekochtes Rogan Josh Lammfleisch, zerkleinert
- 200 g Mozzarella, gerieben
- 1 grüne Paprika, in dünne Streifen geschnitten
- Frische Minze, zum Garnieren

*Zubereitung: *

1. Teig ausrollen und mit Rogan Josh-Sauce bestreichen.
2. Mit Mozzarella bestreuen und das Lammfleisch sowie Paprikastreifen darauf verteilen.
3. Bei 220°C 10-15 Minuten backen.
4. Vor dem Servieren mit frischer Minze garnieren.

Mango Chutney Pizza: Süß und würzig

***Zutaten:** *

- 1 Pizzateig (ca. 250 g)
- 150 g Mango-Chutney als Basis
- 200 g Mozzarella, gerieben
- 100 g Hähnchenbrust, vorgegart und zerkleinert (optional)
- Rote Zwiebeln, in dünne Ringe geschnitten
- Frischer Koriander, zum Garnieren

*Zubereitung: *

1. Teig ausrollen und mit Mango-Chutney bestreichen.

2. Mit Mozzarella bestreuen, optional Hähnchen und rote Zwiebeln darauf verteilen.

3. Bei 220°C 10-15 Minuten backen.

4. Mit frischem Koriander garnieren.

Pani Puri Pizza: Mit Pani Puri Elementen

***Zutaten: ***

- 1 Pizzateig (ca. 250 g)
- 150 ml Minz-Koriander-Chutney als Basis
- Pani Puri Kugeln, halbiert
- Gekochte und gewürzte Kichererbsen
- Tamarinden-Chutney
- Joghurt, zum Drüberträufeln
- Sev (kleine indische Snack-Nudeln)

*Zubereitung: *

1. Teig ausrollen und mit Minz-Koriander-Chutney bestreichen.

2. Halbierte Pani Puri Kugeln und Kichererbsen darauf verteilen.

3. Bei 220°C 10-15 Minuten backen.

4. Mit Tamarinden-Chutney, einem Klecks Joghurt und Sev garnieren.

Dal Makhani Pizza: Mit Linsen und Buttersoße

***Zutaten:** *

- 1 Pizzateig (ca. 250 g)

- 200 g Dal Makhani, vorgekocht

- 200 g Mozzarella, gerieben

- Frischer Koriander, zum Garnieren

- Ingwerstreifen, zum Garnieren

*Zubereitung: *

1. Teig ausrollen und eine Schicht Dal Makhani als Basis auftragen.

2. Mit Mozzarella bestreuen.

3. Bei 220°C 10-15 Minuten backen.

4. Mit frischem Koriander und Ingwerstreifen garnieren.

Dessertpizzen

Schokoladen-Bananen-Dessertpizza

***Zutaten: ***

- 1 süßer Pizzateig (ca. 250 g)
- Nutella oder Schokoladensauce
- 2 Bananen, in Scheiben geschnitten
- Gehackte Schokolade oder Schokoladenstückchen
- Puderzucker zum Bestäuben

*Zubereitung: *

1. Teig ausrollen und mit Nutella oder Schokoladensauce bestreichen.
2. Bananenscheiben darauf verteilen und mit Schokoladenstückchen bestreuen.
3. Bei 200°C 10-12 Minuten backen.
4. Mit Puderzucker bestäuben vor dem Servieren.

Apfel-Zimt-Streusel-Pizza

***Zutaten: ***

- 1 süßer Pizzateig (ca. 250 g)
- 2 Äpfel, geschält und in dünne Scheiben geschnitten
- 50 g Zucker gemischt mit 1 TL Zimt
- Für die Streusel: 50 g Mehl, 30 g Zucker, 40 g kalte Butter, 1 TL Zimt

*Zubereitung: *

1. Teig ausrollen, mit Apfelscheiben belegen, Zimtzucker darüberstreuen.

2. Streuselzutaten vermengen und über die Äpfel geben.

3. Bei 200°C 15-20 Minuten backen, bis die Streusel goldbraun sind.

Ricotta-Honig-Beeren-Pizza

***Zutaten: ***

- 1 süßer Pizzateig (ca. 250 g)
- 200 g Ricotta
- 2 EL Honig, plus mehr zum Beträufeln
- Gemischte Beeren (Himbeeren, Blaubeeren, Erdbeeren)
- Minzblätter zum Garnieren

*Zubereitung: *

1. Teig ausrollen, Ricotta darauf verstreichen und mit Honig beträufeln.

2. Mit Beeren belegen.

3. Bei 200°C 10-15 Minuten backen.

4. Mit zusätzlichem Honig und Minzblättern servieren.

Nuss-Nougat-Creme mit Haselnüssen

***Zutaten:** *

- 1 süßer Pizzateig (ca. 250 g)
- Nuss-Nougat-Creme (z.B. Nutella)
- 100 g ganze Haselnüsse, geröstet und gehackt
- Puderzucker zum Bestäuben

*Zubereitung: *

1. Teig ausrollen, mit Nuss-Nougat-Creme bestreichen.
2. Gehackte Haselnüsse darüberstreuen.
3. Bei 200°C 10-12 Minuten backen.
4. Mit Puderzucker bestäuben vor dem Servieren.

Pfirsich-Melba-Dessertpizza

***Zutaten:** *

- 1 süßer Pizzateig (ca. 250 g)
- 2 Pfirsiche, in Scheiben geschnitten
- Himbeersauce
- Vanilleeis zum Servieren
- Frische Himbeeren

*Zubereitung: *

1. Teig ausrollen und mit Pfirsichscheiben belegen.

2. Bei 200°C 10-15 Minuten backen, bis der Teig goldbraun ist.

3. Vor dem Servieren mit Himbeersauce beträufeln und eine Kugel Vanilleeis in der Mitte platzieren.

4. Mit frischen Himbeeren garnieren.

Karamellisierte Ananas und Kokos-Pizza

*Zutaten: *

- 1 süßer Pizzateig (ca. 250 g)

- 1 Ananas, geschält und in Scheiben geschnitten

- 50 g Zucker zum Karamellisieren

- 100 g Kokosraspeln

- Honig zum Beträufeln

*Zubereitung: *

1. Teig ausrollen.

2. Zucker in einer Pfanne schmelzen, Ananasscheiben hinzufügen und karamellisieren lassen.

3. Karamellisierte Ananas auf dem Teig verteilen und mit Kokosraspeln bestreuen.

4. Bei 200°C 10-15 Minuten backen.

5. Vor dem Servieren mit Honig beträufeln.

Süße Mascarpone und Feigen-Pizza

***Zutaten:** *

- 1 süßer Pizzateig (ca. 250 g)
- 200 g Mascarpone
- 4-5 frische Feigen, in Scheiben geschnitten
- Honig zum Beträufeln
- Frische Thymianblätter oder Zesten von Zitrusfrüchten zum Garnieren

*Zubereitung: *

1. Teig ausrollen und mit Mascarpone gleichmäßig bestreichen.
2. Feigenscheiben darauf verteilen.
3. Bei 200°C 10-15 Minuten backen.
4. Mit Honig beträufeln und mit Thymian oder Zitruszesten garnieren.

Kirsch-Schokoladen-Dessertpizza

***Zutaten:** *

- 1 süßer Pizzateig (ca. 250 g)
- Schokoladensauce oder geschmolzene Schokolade
- 200 g entsteinte Kirschen
- Puderzucker zum Bestäuben

*Zubereitung: *

1. Teig ausrollen und mit Schokoladensauce bestreichen.

2. Kirschen darauf verteilen.

3. Bei 200°C 10-12 Minuten backen.

4. Mit Puderzucker bestäuben vor dem Servieren.

Pekannuss und Ahornsirup-Pizza

***Zutaten: ***

- 1 süßer Pizzateig (ca. 250 g)
- 100 g Pekannüsse, gehackt
- 100 ml Ahornsirup
- 100 g Butter, in kleinen Stücken

*Zubereitung: *

1. Teig ausrollen.

2. Pekannüsse darauf verteilen und Butterstückchen gleichmäßig daraufsetzen.

3. Bei 200°C 10 Minuten backen, dann Ahornsirup gleichmäßig darüber verteilen.

4. Weitere 5-10 Minuten backen, bis der Rand goldbraun ist.

Birnen-Gorgonzola-Dessertpizza mit Walnüssen

***Zutaten:** *

- 1 süßer Pizzateig (ca. 250 g)

- 2 Birnen, in dünne Scheiben geschnitten

- 100 g Gorgonzola, zerkrümelt

- 50 g Walnüsse, gehackt

- Honig zum Beträufeln

*Zubereitung: *

1. Teig ausrollen.

2. Birnenscheiben darauf verteilen, Gorgonzola und Walnüsse darüberstreuen.

3. Bei 200°C 10-15 Minuten backen, bis der Käse schmilzt.

4. Vor dem Servieren mit Honig beträufeln.

Glutenfreie und vegane Pizzen

Glutenfreie Margherita-Pizza

***Zutaten:** *

- 1 glutenfreier Pizzateig (ca. 250 g)

- 150 ml Tomatensauce

- 200 g Mozzarella (oder veganer Käse für eine glutenfrei-vegane Variante), gerieben

- Frische Basilikumblätter

- Olivenöl

- Salz und Pfeffer

*Zubereitung: *

1. Glutenfreien Teig ausrollen und mit Tomatensauce bestreichen.

2. Mit Mozzarella bestreuen und mit Basilikumblättern belegen.

3. Mit Olivenöl beträufeln und mit Salz und Pfeffer würzen.

4. Bei 220°C 10-15 Minuten backen, bis der Käse schmilzt und der Rand knusprig ist.

Vegane BBQ-Jackfruit-Pizza

*Zutaten: *

- 1 Pizzateig (glutenfrei, falls gewünscht)

- 150 ml vegane BBQ-Sauce

- 200 g junge Jackfruit, in BBQ-Sauce mariniert

- 100 g veganer Käse, gerieben

- Rote Zwiebeln, in dünne Ringe geschnitten

- Frische Korianderblätter zum Garnieren

*Zubereitung: *

1. Teig ausrollen und mit BBQ-Sauce bestreichen.

2. Mit veganem Käse, marinierten Jackfruit-Stücken und roten Zwiebelringen belegen.

3. Bei 220°C 10-15 Minuten backen.

4. Mit frischen Korianderblättern garnieren.

Glutenfreie Zucchini-Kichererbsen-Pizza

*Zutaten: *

- 1 glutenfreier Pizzateig (ca. 250 g)

- 150 ml Tomatensauce

- 200 g Zucchini, in dünne Scheiben geschnitten

- 100 g Kichererbsen, gekocht

- 100 g Feta-Käse, zerkrümelt (oder veganer Feta)

- Getrocknete italienische Kräuter

*Zubereitung: *

1. Glutenfreien Teig ausrollen und mit Tomatensauce bestreichen.

2. Mit Zucchinischeiben, Kichererbsen und Feta belegen.

3. Mit italienischen Kräutern bestreuen.

4. Bei 220°C 10-15 Minuten backen.

Veganer Cashewkäse und Spinat-Pizza

***Zutaten: ***

- 1 Pizzateig (glutenfrei, falls gewünscht)

- 150 ml Tomatensauce

- 200 g frischer Spinat, blanchiert

- 100 g veganer Cashewkäse, zerkrümelt

- Knoblauch, fein gehackt

- Nährhefe, zum Bestreuen

*Zubereitung: *

1. Teig ausrollen und mit Tomatensauce bestreichen.

2. Spinat, Cashewkäse und Knoblauch darauf verteilen.

3. Mit Nährhefe bestreuen.

4. Bei 220°C 10-15 Minuten backen.

Glutenfreie Pilz-Trüffel-Öl-Pizza

***Zutaten**: *

- 1 glutenfreier Pizzateig (ca. 250 g)
- 150 ml Crème fraîche oder vegane Sahne als Basis
- 200 g gemischte Pilze, gesäubert und geschnitten
- Trüffelöl zum Beträufeln
- Parmesan (oder veganer Parmesan), zum Bestreuen
- Frischer Thymian oder Petersilie

*Zubereitung: *

1. Glutenfreien Teig ausrollen und mit Crème fraîche bestreichen.
2. Pilze darauf verteilen und mit Trüffelöl beträufeln.
3. Mit Parmesan bestreuen und mit Thymian oder Petersilie garnieren.
4. Bei 220°C 10-15 Minuten backen.

Veganer Pesto und gegrilltes Gemüse-Pizza

***Zutaten: ***

- 1 Pizzateig (glutenfrei, falls gewünscht)
- 150 ml veganes Basilikumpesto
- 200 g gegrilltes Gemüse (Zucchini, Paprika, Aubergine)
- 100 g veganer Mozzarella, gerieben
- Frische Basilikumblätter zum Garnieren

*Zubereitung: *

1. Teig ausrollen und mit veganem Pesto bestreichen.

2. Mit gegrilltem Gemüse und veganem Mozzarella belegen.

3. Bei 220°C 10-15 Minuten backen, bis der Rand knusprig ist.

4. Mit frischen Basilikumblättern garnieren.

Glutenfreie Thai-Pizza mit Erdnusssoße

***Zutaten**: *

- 1 glutenfreier Pizzateig (ca. 250 g)

- 150 ml Erdnusssoße

- 200 g vorgegartes Hähnchen oder Tofu, in Streifen geschnitten (für vegane Option)

- 100 g Mozzarella (veganer Mozzarella für vegane Option), gerieben

- 1 kleine rote Paprika, in dünne Streifen geschnitten

- Frühlingszwiebeln und frischer Koriander zum Garnieren

- Gehackte Erdnüsse

*Zubereitung: *

1. Glutenfreien Teig ausrollen und mit Erdnusssoße bestreichen.

2. Mit Hähnchen oder Tofu, Mozzarella und Paprikastreifen belegen.

3. Bei 220°C 10-15 Minuten backen.

4. Mit Frühlingszwiebeln, Koriander und gehackten Erdnüssen garnieren.

Veganer Shawarma-Pizza mit Tofu

***Zutaten:** *

- 1 Pizzateig (glutenfrei, falls gewünscht)
- 150 ml Tomatensauce oder vegane Joghurtsauce
- 200 g Tofu, mariniert in Shawarma-Gewürzen und angebraten
- 100 g veganer Käse, gerieben
- Rote Zwiebel, in dünne Ringe geschnitten
- Frische Petersilie zum Garnieren

***Zubereitung:** *

1. Teig ausrollen und mit Sauce bestreichen.
2. Mit angebratenem Tofu, veganem Käse und Zwiebelringen belegen.
3. Bei 220°C 10-15 Minuten backen.
4. Mit frischer Petersilie garnieren.

Glutenfreie Süßkartoffel-Boden-Pizza

***Zutaten:** *

- 1 Süßkartoffel-Pizzaboden (ca. 250 g)
- 150 ml Tomatensauce oder eine andere gewünschte Sauce
- 200 g gewünschte Beläge (z.B. Gemüse, veganer Käse)
- Frische Kräuter zum Garnieren

*Zubereitung: *

1. Süßkartoffelboden vorbereiten und ausrollen.
2. Mit Sauce bestreichen und mit Belägen belegen.

3. Bei 220°C 10-15 Minuten backen, bis der Belag heiß und der Käse geschmolzen ist.

4. Mit frischen Kräutern garnieren.

Vegane Alfredo-Pizza mit Brokkoli

***Zutaten:* ***

- 1 Pizzateig (glutenfrei, falls gewünscht)
- 150 ml vegane Alfredo-Sauce
- 200 g Brokkoli, in kleine Röschen geschnitten und vorgegart
- 100 g veganer Käse, gerieben
- Knoblauchpulver, Salz und Pfeffer zum Würzen

*Zubereitung: *

1. Teig ausrollen und mit veganer Alfredo-Sauce bestreichen.
2. Mit Brokkoli und veganem Käse belegen, würzen.
3. Bei 220°C 10-15 Minuten backen.
4. Vor dem Servieren optional mit roten Chiliflocken bestreuen.

Pizzavariationen für Feinschmecker

Trüffelöl, Prosciutto und Rucola-Pizza

Zutaten:

- 1 Pizzateig (ca. 250 g)
- 150 ml Crème fraîche als Basis
- 100 g Prosciutto, in dünne Scheiben geschnitten
- 200 g Mozzarella, gerieben
- Ein paar Tropfen Trüffelöl
- Eine Handvoll frischer Rucola
- Parmesanspäne zum Garnieren

*Zubereitung: *

1. Teig ausrollen und mit Crème fraîche bestreichen.
2. Mit Mozzarella bestreuen und Prosciutto darauf verteilen.
3. Bei 220°C 10-15 Minuten backen, bis der Rand knusprig ist.
4. Nach dem Backen mit Trüffelöl beträufeln, frischen Rucola darauflegen und mit Parmesanspänen garnieren.

Hummer und Creme Fraiche-Pizza

***Zutaten**: *

- 1 Pizzateig (ca. 250 g)

- 150 ml Crème fraîche als Basis

- 200 g gekochtes Hummerfleisch, in Stücke geschnitten

- Frischer Dill, gehackt

- Zitronenspalten zum Servieren

- Salz und frisch gemahlener schwarzer Pfeffer

*Zubereitung: *

1. Teig ausrollen und mit Crème fraîche bestreichen.

2. Hummerfleisch darauf verteilen und mit Dill bestreuen.

3. Bei 220°C 10-15 Minuten backen.

4. Mit Salz und Pfeffer würzen und mit Zitronenspalten servieren.

Wildpilz und Gruyère-Pizza

***Zutaten: ***

- 1 Pizzateig (ca. 250 g)

- 150 ml weiße Sauce oder Crème fraîche als Basis

- 200 g gemischte Wildpilze, angebraten

- 150 g Gruyère-Käse, gerieben

- Frischer Thymian

- Knoblauch, fein gehackt

*Zubereitung: *

1. Teig ausrollen und mit der weißen Sauce bestreichen.

2. Mit Gruyère bestreuen, die angebratenen Pilze und Knoblauch darauf verteilen.

3. Bei 220°C 10-15 Minuten backen.

4. Mit frischem Thymian garnieren.

Räucherlachs und Crème fraîche-Pizza

***Zutaten: ***

- 1 Pizzateig (ca. 250 g)

- 150 ml Crème fraîche als Basis

- 200 g Räucherlachs, in Scheiben

- 1 rote Zwiebel, in dünne Ringe geschnitten

- Kapern

- Frischer Dill zum Garnieren

*Zubereitung: *

1. Teig ausrollen und mit Crème fraîche bestreichen.

2. Nach dem Backen den Räucherlachs und rote Zwiebelringe darauf verteilen.

3. Mit Kapern bestreuen und bei 220°C 5-7 Minuten fertig backen.

4. Mit frischem Dill garnieren.

Entenbrust und Kirschsauce-Pizza

*

Zutaten: *

- 1 Pizzateig (ca. 250 g)
- 150 g Entenbrust, vorgegart und in Scheiben geschnitten
- 100 ml Kirschsauce als Basis
- 100 g Mozzarella, gerieben
- Frische Kirschen, halbiert (optional)
- Frischer Rucola zum Garnieren

*Zubereitung: *

1. Teig ausrollen und mit Kirschsauce bestreichen.
2. Mit Mozzarella bestreuen und Entenbrustscheiben darauf verteilen.
3. Bei 220°C 10-15 Minuten backen.
4. Nach dem Backen mit frischen Kirschen belegen und mit Rucola garnieren.

Ziegenkäse, Walnuss und Honig-Pizza

***Zutaten:** *

- 1 Pizzateig (ca. 250 g)
- 150 ml Crème fraîche als Basis
- 200 g Ziegenkäse, zerkrümelt
- 100 g Walnüsse, grob gehackt
- Honig zum Beträufeln
- Frischer Thymian oder Rosmarin

*Zubereitung: *

1. Teig ausrollen und mit Crème fraîche bestreichen.
2. Ziegenkäse und Walnüsse darauf verteilen.
3. Bei 220°C 10-15 Minuten backen, bis der Rand goldbraun ist.
4. Mit Honig beträufeln und mit frischem Thymian oder Rosmarin garnieren.

Kaviar und Crème fraîche-Pizza

***Zutaten:* ***

- 1 Pizzateig (ca. 250 g)
- 150 ml Crème fraîche als Basis
- 30-50 g Kaviar
- 1 kleine rote Zwiebel, fein gewürfelt
- Frischer Dill zum Garnieren
- Zitronenspalten zum Servieren

*Zubereitung: *

1. Teig ausrollen und mit Crème fraîche bestreichen.
2. Bei 220°C 5-7 Minuten vorbacken.
3. Kaviar, rote Zwiebelwürfel darüber verteilen und sofort servieren.
4. Mit frischem Dill garnieren und mit Zitronenspalten servieren.

Steak und Gorgonzola mit Röstzwiebeln-Pizza

*Zutaten: *

- 1 Pizzateig (ca. 250 g)
- 150 ml Barbecue-Sauce oder eine andere dunkle Sauce als Basis
- 200 g dünne Steakstreifen, vorgegart
- 100 g Gorgonzola, zerkrümelt
- 100 g Röstzwiebeln
- Frischer Rucola zum Garnieren

*Zubereitung: *

1. Teig ausrollen und mit Sauce bestreichen.
2. Steakstreifen, Gorgonzola und Röstzwiebeln darauf verteilen.
3. Bei 220°C 10-15 Minuten backen.
4. Mit frischem Rucola garnieren.

Serrano-Schinken, Feige und Manchego-Pizza

Zutaten: *

- 1 Pizzateig (ca. 250 g)
- 150 ml Crème fraîche oder Feigenmarmelade als Basis
- 100 g Serrano-Schinken, in dünne Scheiben geschnitten
- 4-5 frische Feigen, in Scheiben geschnitten
- 100 g Manchego, gerieben
- Balsamico-Reduktion zum Beträufeln

*Zubereitung: *

1. Teig ausrollen und mit Crème fraîche oder Feigenmarmelade bestreichen.
2. Manchego, Feigenscheiben und Serrano-Schinken darauf verteilen.
3. Bei 220°C 10-15 Minuten backen.
4. Mit Balsamico-Reduktion beträufeln vor dem Servieren.

Jakobsmuscheln und Safran-Sahne-Pizza

***Zutaten:* **

- 1 Pizzateig (ca. 250 g)
- 150 ml Safran-Sahne-Sauce als Basis
- 200 g Jakobsmuscheln, vorgegart
- 100 g Mozzarella, gerieben
- Frischer Dill oder Petersilie zum Garnieren

*Zubereitung: *

1. Teig ausrollen und mit Safran-Sahne-Sauce bestreichen.
2. Mozzarella und Jakobsmuscheln darauf verteilen.
3. Bei 220°C 10-15 Minuten backen, bis der Käse schmilzt und die Muscheln heiß sind.
4. Mit frischem Dill oder Petersilie garnieren.

Frankreich

Bouillabaisse Pizza

***Zutaten: ***

- 1 Pizzateig (ca. 250 g)

- 150 ml Safran-Tomatensauce

- 200 g Meeresfrüchtemischung (Garnelen, Muscheln, Fischstücke)

- 2 EL Rouille

- Frischer Dill oder Petersilie

*Zubereitung: *

1. Teig ausrollen und mit der Safran-Tomatensauce bestreichen.

2. Meeresfrüchte darauf verteilen.

3. Bei 220°C 10-15 Minuten backen.

4. Mit Rouille tupfen und mit Dill oder Petersilie garnieren.

Croque Monsieur Pizza

*Zutaten: *

- 1 Pizzateig (ca. 250 g)

- 150 ml Béchamelsauce

- 100 g Schinken, in Streifen geschnitten

- 150 g geriebener Gruyère oder Mozzarella

- Etwas geriebene Muskatnuss

- Zusätzlicher Käse für die Oberseite

*Zubereitung: *

1. Teig ausrollen und mit Béchamelsauce bestreichen.

2. Mit Schinken belegen und mit beiden Käsesorten bestreuen.

3. Mit Muskatnuss bestreuen.

4. Bei 220°C 10-15 Minuten backen, bis der Käse goldbraun ist.

Entrecôte & Roquefort Pizza

***Zutaten: ***

- 1 Pizzateig (ca. 250 g)

- 150 g dünn geschnittenes Entrecôte

- 100 g Roquefort-Käse, zerbröckelt

- 100 g karamellisierte Zwiebeln

- 50 ml Balsamico-Essig

- 150 g Mozzarella, gerieben

- Frischer Thymian

*Zubereitung: *

1. Teig ausrollen und mit einer dünnen Schicht Mozzarella bestreuen.

2. Entrecôte, Roquefort, und karamellisierte Zwiebeln darauf verteilen.

3. Bei 220°C 10-15 Minuten backen.

4. Mit Balsamico-Essig beträufeln und mit frischem Thymian garnieren.

Nizza-Salat Pizza

***Zutaten:* **

- 1 Pizzateig (ca. 250 g)
- 150 g Thunfisch, in Stücke zerteilt
- 100 g grüne Bohnen, vorgegart
- 100 g kleine Tomaten, halbiert
- 50 g schwarze Oliven, entsteint
- 2 hartgekochte Eier, in Scheiben geschnitten
- Olivenöl, zum Beträufeln
- Frische Basilikumblätter

*Zubereitung: *

1. Teig ausrollen und mit Olivenöl bestreichen.
2. Thunfisch, grüne Bohnen, Tomaten, Oliven und Eierscheiben darauf verteilen.
3. Bei 220°C 10-15 Minuten backen.
4. Vor dem Servieren mit frischem Basilikum garnieren und mit Olivenöl beträufeln.

Camembert & Birnen Pizza

***Zutaten:** *

- 1 Pizzateig (ca. 250 g)
- 150 g Camembert, in Scheiben geschnitten
- 1 reife Birne, in dünne Scheiben geschnitten
- 50 g Walnüsse, grob gehackt
- Honig, zum Beträufeln

*Zubereitung: *

1. Teig ausrollen.
2. Camembert und Birnenscheiben darauf verteilen.
3. Bei 220°C 10-15 Minuten backen.
4. Walnüsse darüber streuen und mit Honig beträufeln.

Duck Confit Pizza

***Zutaten:** *

- 1 Pizzateig (ca. 250 g)
- 150 g Enten-Confit, zerpflückt
- 100 g Feigenmarmelade
- 100 g Ziegenkäse, zerkrümelt
- Ein paar Zweige frischer Rosmarin

*Zubereitung: *

1. Teig ausrollen und mit Feigenmarmelade bestreichen.

2. Enten-Confit und Ziegenkäse darauf verteilen.

3. Bei 220°C 10-15 Minuten backen.

4. Mit Rosmarin garnieren.

Provence-Kräuter & Ziegenkäse Pizza

***Zutaten: ***

- 1 Pizzateig (ca. 250 g)

- 150 ml Tomatensauce

- 200 g Ziegenkäse, zerkrümelt

- 2 TL getrocknete Provence-Kräuter

- 100 g Kirschtomaten, halbiert

- Olivenöl, zum Beträufeln

*Zubereitung: *

1. Teig ausrollen und mit Tomatensauce bestreichen.

2. Ziegenkäse, Provence-Kräuter und Kirschtomaten darauf verteilen.

3. Bei 220°C 10-15 Minuten backen.

4. Vor dem Servieren mit Olivenöl beträufeln.

ARABISCH

Shawarma Pizza

***Zutaten:** *

- 1 Pizzateig (ca. 250 g)
- 200 g Shawarma (Hähnchen oder Lamm), vorgegart
- 1 rote Zwiebel, in dünne Ringe geschnitten
- 2 Tomaten, in Scheiben geschnitten
- 150 g Mozzarella, gerieben
- Knoblauch-Joghurt-Sauce zum Beträufeln

*Zubereitung: *

1. Teig ausrollen und mit einer dünnen Schicht Mozzarella bestreuen.
2. Shawarma, Zwiebelringe und Tomatenscheiben darauf verteilen.
3. Bei 220°C 10-15 Minuten backen.
4. Mit Knoblauch-Joghurt-Sauce beträufeln vor dem Servieren.

Falafel Pizza

***Zutaten:** *

- 1 Pizzateig (ca. 250 g)
- 150 g Hummus
- 200 g Falafelbällchen, zerbröselt
- 1 Tomate, gewürfelt
- 1 kleine Gurke, gewürfelt
- Tahini zum Beträufeln

*Zubereitung: *

1. Teig ausrollen und mit Hummus bestreichen.
2. Falafel, Tomaten- und Gurkenwürfel darauf verteilen.
3. Bei 220°C 10-15 Minuten backen.
4. Mit Tahini beträufeln vor dem Servieren.

Tabouleh Pizza

***Zutaten:** *

- 1 Pizzateig (ca. 250 g)
- 150 g Tabouleh-Salat
- 100 g Feta, zerkrümelt (optional)
- Zitronensaft zum Beträufeln

*Zubereitung: *

1. Teig ausrollen und mit Tabouleh belegen.

2. Feta darüber streuen.

3. Bei 220°C 5-10 Minuten backen, bis der Rand knusprig ist.

4. Mit Zitronensaft beträufeln vor dem Servieren.

Kebab Pizza

***Zutaten: ***

- 1 Pizzateig (ca. 250 g)
- 200 g Kebabfleisch, vorgegart und in Streifen geschnitten
- 1 rote Paprika, in Streifen geschnitten
- 1 Zwiebel, in Ringe geschnitten
- 150 g Mozzarella, gerieben
- Scharfe Sauce zum Beträufeln

*Zubereitung: *

1. Teig ausrollen und mit Mozzarella bestreuen.

2. Kebabfleisch, Paprika- und Zwiebelstreifen darauf verteilen.

3. Bei 220°C 10-15 Minuten backen.

4. Mit scharfer Sauce beträufeln vor dem Servieren.

Za'atar Pizza

***Zutaten:** *

- 1 Pizzateig (ca. 250 g)
- 3 EL Olivenöl
- 3 EL Za'atar-Gewürzmischung
- 100 g Mozzarella oder Labneh (optional)

*Zubereitung: *

1. Teig ausrollen, mit Olivenöl bestreichen und gleichmäßig mit Za'atar bestreuen.
2. optional mit Mozzarella oder Labneh belegen.
3. Bei 220°C 10-15 Minuten backen, bis der Rand knusprig ist.

Hummus und gegrilltes Gemüse Pizza

***Zutaten:** *

- 1 Pizzateig (ca. 250 g)

- 150 g Hummus

- 200 g gegrilltes Gemüse (Zucchini, Paprika, Auberginen)

- 100 g Feta-Käse, zerkrümelt (optional)

- Frische Kräuter (z.B. Petersilie oder Koriander)

*Zubereitung: *

1. Teig ausrollen und mit Hummus bestreichen.

2. Gegrilltes Gemüse gleichmäßig darauf verteilen und optional mit Feta bestreuen.

3. Bei 220°C 10-15 Minuten backen.

4. Mit frischen Kräutern garnieren vor dem Servieren.

Baba Ganoush Pizza

***Zutaten:** *

- 1 Pizzateig (ca. 250 g)

- 150 g Baba Ganoush

- 50 g Granatapfelkerne

- 50 g Walnüsse, gehackt

- Ein paar Blätter frische Minze

*Zubereitung: *

1. Teig ausrollen und mit Baba Ganoush bestreichen.

2. Granatapfelkerne und Walnüsse darüber streuen.

3. Bei 220°C 10-15 Minuten backen.

4. Mit frischer Minze garnieren.

Moutabal Pizza

***Zutaten:** *

- 1 Pizzateig (ca. 250 g)

- 150 g Moutabal

- 100 g geriebener Mozzarella oder veganer Käse (optional)

- 50 g Pinienkerne

- Frischer Granatapfel oder Kräuter zum Garnieren

*Zubereitung: *

1. Teig ausrollen und mit Moutabal bestreichen.

2. optional mit Käse bestreuen und Pinienkerne darüber streuen.

3. Bei 220°C 10-15 Minuten backen.

4. Mit Granatapfelkernen oder frischen Kräutern garnieren.

Labneh und Oliven Pizza

***Zutaten:* ***

- 1 Pizzateig (ca. 250 g)
- 150 g Labneh
- 100 g Kalamata-Oliven, entsteint und halbiert
- 100 g Kirschtomaten, halbiert
- Frische Kräuter wie Thymian oder Oregano

*Zubereitung: *

1. Teig ausrollen und mit Labneh bestreichen.

2. Oliven und Kirschtomaten darauf verteilen.

3. Bei 220°C 10-15 Minuten backen.

4. Mit frischen Kräutern garnieren.

Mansaf Pizza

***Zutaten:** *

- 1 Pizzateig (ca. 250 g)
- 150 g Lammfleisch, vorgekocht im Mansaf-Stil
- 100 g Joghurtsauce (verwendet in Mansaf)
- 50 g Mandeln, gehackt
- Ein wenig Petersilie, zum Garnieren

*Zubereitung: *

1. Teig ausrollen und mit einer dünnen Schicht Joghurtsauce bestreichen.
2. Das Lammfleisch darauf verteilen und mit Mandeln bestreuen.
3. Bei 220°C 10-15 Minuten backen.
4. Mit Petersilie garnieren vor dem Servieren.

Fattoush Pizza

***Zutaten: ***

- 1 Pizzateig (ca. 250 g)
- 150 g gemischter grüner Salat (wie Römersalat, Rucola)
- 1 kleine Gurke, gewürfelt
- 2 Tomaten, gewürfelt
- 1 rote Zwiebel, in dünne Ringe geschnitten
- Radieschen, in Scheiben geschnitten
- Ein paar Pita-Chips, zerkrümelt
- Sumak, zum Bestreuen
- Olivenöl und Zitronensaft für das Dressing

*Zubereitung: *

1. Teig ausrollen und leicht vorbacken, bis er knusprig ist (ca. 5 Minuten).

2. Salat, Gurke, Tomaten, Zwiebel, Radieschen und Pita-Chips mischen, mit Olivenöl und Zitronensaft anmachen.

3. Die Salatmischung auf der vorgebackenen Pizzabasis verteilen.

4. Mit Sumak bestreuen und sofort servieren.

Harissa und Lamm Pizza

***Zutaten:** *

- 1 Pizzateig (ca. 250 g)

- 150 ml Harissa-Paste als Basis

- 200 g vorgegartes Lammfleisch, zerkleinert

- 100 g Fetakäse, zerkrümelt

- Frische Minze oder Koriander zum Garnieren

*Zubereitung: *

1. Teig ausrollen und mit Harissa-Paste bestreichen.

2. Lammfleisch und Fetakäse darauf verteilen.

3. Bei 220°C 10-15 Minuten backen.

4. Mit frischer Minze oder Koriander garnieren.

Muhammara Pizza

***Zutaten:** *

- 1 Pizzateig (ca. 250 g)

- 150 g Muhammara als Basis

- 100 g Halloumi oder Mozzarella, in Scheiben geschnitten

- 50 g Walnüsse, grob gehackt

- Frische Petersilie, zum Garnieren

*Zubereitung: *

1. Teig ausrollen und mit Muhammara bestreichen.

2. Käse darauf verteilen und mit Walnüssen bestreuen.

3. Bei 220°C 10-15 Minuten backen.

4. Mit Petersilie garnieren.

Kofta Pizza

***Zutaten: ***

- 1 Pizzateig (ca. 250 g)

- 200 g Kofta-Fleischbällchen, vorgegart

- 150 ml Tomatensauce

- 1 Zwiebel, in Ringe geschnitten

- 2 Tomaten, in Scheiben geschnitten

- 100 g Mozzarella, gerieben

*Zubereitung: *

1. Teig ausrollen und mit Tomatensauce bestreichen.

2. Kofta, Zwiebelringe und Tomatenscheiben darauf verteilen.

3. Mit Mozzarella bestreuen.

4. Bei 220°C 10-15 Minuten backen.

Dattel und Ziegenkäse Pizza

***Zutaten: ***

- 1 Pizzateig (ca. 250 g)

- 100 g Datteln, entsteint und in Scheiben geschnitten

- 150 g Ziegenkäse, zerkrümelt

- 100 g Rucola

- Balsamico-Glaze zum Beträufeln

*Zubereitung: *

1. Teig ausrollen.

2. Datteln und Ziegenkäse gleichmäßig darauf verteilen.

3. Bei 220°C 10-15 Minuten backen.

4. Mit Rucola belegen und mit Balsamico-Glaze beträufeln vor dem Servieren.

Die Zubereitung einer perfekten Pizza ist eine Kunst und Wissenschaft zugleich, die sowohl das richtige Zubehör als auch die Beherrschung bestimmter Techniken erfordert. In diesem Leitfaden konzentrieren wir uns auf den Einsatz eines Pizzasteins, das Backen im Pizzasteinofen und geben Tipps für die perfekte Pizzakruste.

Der perfekte Pizzastein

**Materialauswahl: **

- **Keramik: ** häufig verwendete Material für Pizzasteine, ideal für gleichmäßige Wärmeverteilung.

- **Cordierit:** Sehr robust und widerstandsfähig gegen Temperaturschock, ideal für häufigen Gebrauch.

- **Feuerfester Ton: ** Bietet eine hervorragende Wärmeleitung, ähnlich wie traditionelle Pizzaöfen.

- **Stahl: ** Stahlpizzasteine sind extrem langlebig und erreichen höhere Temperaturen als ihre Keramik- oder Steinpendants.

**Dicke und Größe: **

- Die Dicke sollte mindestens 1,5 cm betragen, um eine optimale Wärmespeicherung zu gewährleisten.

- Die Größe sollte an Ihren Ofen und den verfügbaren Platz angepasst sein.

**Pflege: **

- Pizzasteine niemals mit Seife reinigen, da sie Gerüche und Aromen absorbieren können.

- Nach jedem Gebrauch den Stein abkühlen lassen und mit einer Bürste oder einem Spachtel reinigen.

Backen im Pizzasteinofen

**Aufheizen: **

- Den Pizzastein vor dem Backen immer vorheizen, idealerweise für 30 bis 60 Minuten bei der höchstmöglichen Temperatur Ihres Ofens.

- Die Vorheizzeit ermöglicht es dem Stein, eine gleichmäßige und hohe Temperatur zu erreichen, die für die Pizzakruste entscheidend ist.

**Backprozess: **

- Die Pizza mit einem Pizzaschieber vorsichtig auf den heißen Stein gleiten lassen.

- Die Backzeit variiert je nach Ofentemperatur und Pizzadicke, in der Regel zwischen 5 und 10 Minuten.

**Temperaturmanagement: **

- Eine optimale Backtemperatur liegt zwischen 250°C und 300°C.

- Verwenden Sie bei Bedarf einen Ofenthermometer, um die genaue Temperatur zu überprüfen.

Tipps für die perfekte Kruste

**Teigzubereitung: **

- Verwenden Sie hochwertiges Mehl, idealerweise Typ 00, das für Pizzateig empfohlen wird.

- Der Teig sollte gut geknetet werden, bis er glatt und elastisch ist, und ausreichend Ruhezeit haben, um zu reifen und aufzugehen.

**Hydratation: **

- Ein Teig mit höherem Wassergehalt führt zu einer luftigeren Kruste. Eine Hydratation von 60-70% wird empfohlen.

**Ausrollen: **

- Den Teig von Hand ausrollen, um die Luftblasen im Teig zu bewahren, die zur Krustenbildung beitragen.

**Belag: **

- Nicht zu viele Beläge verwenden, da dies die Kruste während des Backens feucht machen kann.
- Zutaten mit hohem Wassergehalt, wie frische Tomaten oder Mozzarella, vorher abtropfen lassen.

**Backtechnik: **

- Die Position im Ofen kann die Kruste beeinflussen. Für eine knusprigere Unterseite den Stein näher an der Wärmequelle platzieren.
- Für eine gleichmäßige Bräunung während des Backens die Pizza einmal drehen.

Indem Sie diese Richtlinien befolgen, können Sie die Qualität Ihrer hausgemachten Pizza erheblich verbessern, von der Auswahl des richtigen Pizzasteins bis hin zu den Backtechniken, die Profis verwenden, um die perfekte Kruste zu erzielen.

Thai Chicken Pizza - Mit süß-saurer Thai-Chili-Soße, Hühnchen, Paprika und Koriander ist diese Pizza ein Geschmack von Thailand auf einem knusprigen Teig.

Anhang

Glossar der Pizzabegriffe

- **Pizzastein:** Ein Stein oder eine Platte, die verwendet wird, um im häuslichen Ofen die Bedingungen eines Pizzaofens nachzuahmen, indem sie hohe Temperaturen speichert und gleichmäßig an die Pizza abgibt.

- **Crème fraîche:** Ein sahniges Milchprodukt, das dicker und weniger sauer als Sauerrahm ist, oft als Basis für weiße Pizzas verwendet.

- **Prosciutto:** Italienischer, luftgetrockneter Schinken, der häufig als Belag auf Pizzen verwendet wird.

- **Trüffelöl:** Ein aromatisiertes Öl, das mit Trüffeln infundiert ist, um Gerichten einen reichen, erdigen Geschmack zu verleihen.

- **Gruyère:** Ein schweizer Hartkäse, bekannt für seinen nussigen Geschmack, der oft in der Küche für Pizzen und andere Gerichte verwendet wird.

- **Manchego:** Ein spanischer Käse aus Schafsmilch, bekannt für seinen reichen und würzigen Geschmack.

- **Serrano-Schinken:** Ein spanischer, trocken-gereifter Schinken, ähnlich wie Prosciutto.

- **Dal Makhani:** Ein beliebtes indisches Gericht aus Linsen, Bohnen, Butter und Gewürzen.

- **Paneer:** Ein frischer, nicht schmelzender indischer Käse, der häufig in vegetarischen Gerichten verwendet wird.

- **Tandoori:** Ein Kochstil, der sich auf das Kochen von Lebensmitteln in einem Tandoor, einem zylindrischen Tonofen, bezieht, sowie auf die Gewürzmischung, die dabei verwendet wird.

Danksagungen und Quellen

Wir möchten allen Pizzabäckern, Köchen und kulinarischen Enthusiasten danken, die ihr Wissen und ihre Leidenschaft teilen, um die Kunst der Pizzazubereitung weiterzugeben. Ein besonderer Dank geht an die zahlreichen Quellen im Internet und in gedruckter Form, die tiefe Einblicke und Anleitungen zur perfekten Pizzazubereitung bieten. Obwohl diese Rezepte aus verschiedenen Traditionen und Kulturen stammen, sind sie alle von der universellen Liebe zur Pizza inspiriert.

Impressum

2023

1. Auflage

Kontakt: Rafihatou Salami, Georg-Birk-Straße 11, 80797 München

rafiasalam82@gmail.com

Hinweis: Bilder CANVA